子どもができて考えた、ワクチンと命のこと。

ユーラ・ビス
矢野真千子＝訳

柏書房

子どもができて考えた、ワクチンと命のこと。

子どもができて考えた、ワクチンと命のこと。◉目次

子どもができて考えた、ワクチンと命のこと。

私の母への感謝とともに
世の中のお母さんすべてに感謝を

1 親は子どもの運命を変えられるのか

免疫という考え方に初めて触れたのは、父からギリシャ神話を聞かされたときだった。私がまだ幼いころ、医者である父はアキレウスの話をしてくれた。アキレウスの母は息子を不死身にしようと試みた。ある話では、母は息子の「死すべき運命」を炎で焼き払った。おかげでアキレウスは身体のどこに傷を負っても無事だったが、かかとだけは例外で、そこに毒矢を射られて死んだという。別の話では、母は幼いアキレウスを、黄泉《よみ》の国との境目であるスティクス川に浸した。そのとき母は息子のかかとを握っており、そこがアキレウスの致命的な弱点となったという。

アキレウスの一生を絵にした画家、ルーベンスが最初に描いたのはスティクス川の場面だった。その絵の中のアキレウスは、コウモリが空を飛び交い死者が船に乗りこむ遠景を背に、丸々とした足を母につかまれて宙づりにされ、頭と両肩まで完全に水の中に沈められている。明らかにふつうの水浴びではない。絵の最下部、ちょうど赤ん坊と川が接するあたりに、黄泉の国を守る三頭の犬がうずくまっている。その犬めがけて赤ん坊が突き落とされているような構図だ。免疫性を身につけさせるためには危険が伴うことを、この絵は物語っている。

私の母は毎晩ベッドでグリム童話の読み聞かせをしてくれた。母からすれば、今後の人生で起こりうる危難に対し、娘に心の準備をさせておくつもりだったのかもしれない。私はといえば、よく言われるグリム童話の残忍さの部分はほとんど覚えていない。記憶にあるのは、お城の庭で育つ黄金の洋ナシ、背丈が親指ほどしかない少年、十二羽の白鳥になる十二人の兄弟といった魔法のお話の部分ばかりだ。それでも子ども心に、グリム童話に出てくる親たちはなぜあんなにも、子の命を危険なギャンブルにさらすのだろうかと不思議に思っていた。

ある童話では、男が悪魔に対し、何であれ水車の裏にあるものを渡すと約束する。男はリンゴの木をやるつもりでいたのだが、運悪く、そのとき水車の裏には娘が立っていた。別の童話では、長らく子宝に恵まれなかった女がやっと妊娠した。女は魔女の庭に生えているラプンツェルという植物の葉をどうしても食べたくなり、夫にそれを盗みに行かせる。

1
親は子どもの運命を変えられるのか

だが魔女に捕まった夫は、これから生まれてくる子を魔女にやると約束した。魔女は生まれてきた娘を約束どおりもらい受け、扉のない高い塔に閉じこめる。幽閉された少女はやがて、自分の長い髪を窓から外に垂らす。

同じような話は、のちに母が読んでくれたギリシャ神話にも出てきた。ある王は、未来の孫について不吉な予言を聞き、孫を産ませないようにと娘を塔に閉じこめた。だが、ゼウスは金の雨に姿を変えてその娘のところにいき、妊娠させた。生まれてきた子はのちに王を殺害した。幼いオイディプスは、山腹に置き去りにされ死にかけていたところを羊飼いに救われたが、父を殺して母と結婚すると予言されていた運命からは逃れられなかった。そしてアキレウスの母、テティスは、息子の死すべき運命を焼き尽くすことも水で洗い流すこともできなかった。

子は、運命から自由になれない。それでも神たちは、なんとか抗《あらが》おうとする。女神であるテティスは、死すべき運命を負った人間と結婚した。二人のあいだに生まれた息子が若くして死ぬという予言を聞き、テティスはあらゆる手立てでそれを阻止しようとした。トロイ戦争のときは、アキレウスを女装させて隠した。アキレウスが剣をとり、少年であることが露見すると、母は火神に頼んで息子のために盾を作らせた。太陽と月、大地と海、戦争時と平和時の都市、耕作時と収穫時の農地、つまり万物の二面性を表す紋章をつけたその盾は、アキレウスをあらゆることから守った。

私が子どものときに父から聞いた話はアキレウスの神話ではなかったようだ。いまになって父に確かめてみると、別の昔話だったことを思い出した。父の話をもう一度聞いてみて、なぜその二つがごっちゃになったのかわかった。父から聞いた話のヒーローは、竜の血を浴びて負傷への免疫性を身につけた。だが、血を浴びているとき一枚の小さな葉っぱが背中にはりついていて、そこだけが無防備な場所として残った。ヒーローは多数の戦いで勝利するが、その一点に矢を受けて死亡する。

これらの話が意味するのは、人間は何をどうしようが不死身にはなれないということだ。この無慈悲な真実は、自分が母親になる前のほうが受け入れやすかった。いざ息子が生まれてみると、私には大きな力があると同時に無力であることを、どうしようもなく思い知らされた。運命と駆け引きするような場面はひっきりなしにやってくる。夫と私は事あるごとに、別の病気を防ぐためにどんな病気なら子に与えてもいいかと、親として答えの出せない話し合いをくり返した。

息子が赤ん坊のとき、「赤ちゃんを守ることを第一に考えて」という意味の言葉をさんざん聞かされた。だが、その言葉を聞いて私が第一に考えてしまうのは、この私に赤ん坊を守ることなどできるのだろうかということだった。人にはそれぞれあらかじめ定まった運命があるのだとすると、その運命から子を守る力が私にあるとは思えなかった。とはいえ、グリム童話のようなギャンブルだけはしないと心に決めた。自分の不注意や物欲のせいで、子に呪いをかけられるようなことはあってはならない。悪魔に水車の裏にあるものを何でもやると約束してしまい、あとからそこに自分の子が立っていたことを知るような、そんな過ちだけはぜったいにしたくなかった。

2　赤ん坊とパンデミックが一緒にやってきた

出産の前日は、その年初めて春の暖かさがやってきた日だった。私は陣痛の合間に桟橋の端まで歩いて行き、ミシガン湖に浮かぶ氷を朝日が切り裂いていくようすを眺めていた。夫はビデオカメラを構え、未来に向けて何か話すように言ったが、マイクのスイッチが入っていなかったのでそのとき私が何を話したかは残っていない。だが、ビデオに映る私の顔は、何も恐れていないことを物語っていた。朝日を見終わってからの長い陣痛中に、私は自分が湖で泳いでいるところを思い浮かべようとしたが、どういうわけか湖は真っ暗になり、つぎに炎で燃えさかり、やがて水平線が見えなくなった。翌日遅く、やっと息子が生まれたときには冷たい雨が降っていて、私は一線を越えて別の世界に来たことを知った。恐れを知らない日々は過去のものになっていた。

その年の春、メキシコで発生した新型インフルエンザがアメリカ合衆国にやってきて、さらに世界中に広がった。最初のころのニュースについては覚えていない。それどころではなかったからだ。夜は息子の寝息に耳をそばだてるのに忙しく、昼は昼で、息子がどれだけ乳を飲んだか飲まなかったか、どれだけ眠ったか眠らなかったかで頭がいっぱいだった。当時ノートにつけていた記録は、いま見直しても解読不能だ。時刻が延々と書きこまれていて、その時刻はときに、ほんの数分しか離れていない。時刻の横にはうっすらと記号が入っている。散歩、睡眠、授乳をした時間と、赤ん坊が激しく泣き出した時間を記号で区別していたのだ。なぜこんなに泣くのか、何かパターンがあるのではないかと探していたのだろう。息子を泣かせていた理由が乳糖不耐症だったことは、ずっとあとになってわかった。私が飲んだ牛乳に入っていたタンパク質が母乳を通じて息子の体内に入り、それが息子を不快にさせているなどと当時は思いもしなかった。

夏の終わりになると、空港で白い手術用マスクをつけた人々が行き交う映像は夜のニュースの定番となった。新型インフルエンザはそのころには正式にパンデミックと認定されていた。教会はつまようじに刺した聖餅をふるまい、航空会社は機内の枕と毛布をとりはらった。いま思えば異様な光景だったが、当時の私にはそれほどでもなかった。新米ママの世界では、枕や毛布のような日用品に新生児を殺す力があることなど常識だ。大学では不特定多数の人の手が接するすべての場所を毎日、アルコール消毒していて、私は私で毎晩、子どもが口に入れるものすべてを煮沸消毒していた。国全体が私と同じ、育児パラノイアになってしまったようだった。私は、世の中のお母さんの多くがそうであるように、赤ん坊は何の前触れも何の症状もなく突然死することがあるという話を聞かされていた。おそらくそのせいで、あのころの私は世間であれだけ騒がれていたインフルエンザにとくに怯えていなかったように思う。怯える対象がありすぎて、インフルエンザはそのひとつでしかなかった。家の壁に鉛の塗料が使われていることも、水道水に六価クロムが含まれていることも知っていた。育児書には、よどんだ空気で窒息させないよう、赤ん坊が寝ているあいだは換気扇を回しておくようにと書いてあった。

類語辞典で、守る（protect）の同義語を調べると、盾となる（shield）、かくまう（shelter）、安全確保する（secure）といった動詞に続き、最後に予防接種する（inoculate）という動詞が出てくる。★1 息子が生まれたとき、私はこの最後の動詞に引っかかった。私は息子に予防接種するのだろうか？　そのとき私の頭の中にあったのは、予防接種で息子を守ってやれるのか、リスクを負ってでも予防接種する価値があるのかというような疑問ではない。私の頭にあったのは、ついに私もギャンブルの世界に、テティスが赤ん坊のアキレウスを

2
赤ん坊とパンデミックが一緒にやってきた

スティクス川につけたような世界に入っていかなければならないのか、という思いだった。

周囲の母親たちは、新型インフルエンザのワクチンを子どもに接種させるかどうか、ワクチンがまだできていないうちから話題にするようになった。★2 今回のインフルエンザはヒトがこれまでに感染したことのない新株だそうだ……。同じような新株が一九一八年にスペイン風邪として大流行したときは五千万人を超える死者が出たらしい……。でも大急ぎで作られるワクチンは検証が不十分だろうから心配だ……。

あるお母さんは、季節性インフルエンザにかかって流産した経験があり、どんなインフルエンザであっても万全の策をとりたいから自分の子には予防接種させるつもりだ、と言った。別のお母さんは、子に初めて予防接種させたとき一晩中泣き止まなかったから、もう二度とどんなワクチンも打たせたくない、と言った。新型インフルエンザのワクチンについての情報交換をしていたつもりだったが、結局は既存のワクチンについての話の延長にしかならなかった。病気についての既知のことと、ワクチンについての未知のことを、ああでもないこうでもないと天秤にかけるばかりだった。

流行がさらに広がると、フロリダに住んでいる知り合いの母親から連絡が入った。彼女の家では家族全員がＨ１Ｎ１インフルエンザにかかったが、少しひどい風邪という程度ですんだという。シカゴに住む別の母親からは、逆に怖い話を聞かされた。彼女の友人の息子は十九歳で健康そのものだったのに、インフルエンザで入院したあと脳卒中を起こしたというのだ。私はどちらの話も真剣に受け止めはしたが、いずれにせよ政府から出された情報以上のものではなかった。米国疾病管理予防センター（CDC）は今回のインフルエンザについて、無害なケースも重症になるケースもあるとすでに報じていたからだ。この状況ではワクチンを打たせたほうが賢明だと思えた。ちょうど息子が生後六か月になり、私は学生数の多い大学での教職に復帰したところだった。私が受け持つクラスでも、これから多くの学生が咳をするようになるだろう。

その秋、雑誌『ニューヨーカー』がマイケル・スペクターの記事を載せた。スペクターは、インフルエンザはこれまでもこの国の死因の上位十位以内に入っているのだから、インフルエンザのパンデミックが起これば、仮にそれが比較的軽微なものだったとしても数百万の命を奪うだろうと書いていた。「とはいえ、たとえH1N1がこれまでにない型のものだとしても、ワクチンについては既知の知識が使える。これまで作って検証されてきたインフルエンザ・ワクチンとまったく同じ方法で、新しいワクチンも作られ検証されている」。知り合いの母親の何人かは、この記事が気に入らなかった。私はこの記事にむしろ安心したほうだったが、彼女たちも私も、そう感じた理由は同じだった。その記事には、ワクチンそのものを疑うべき理由がひとつも書かれていなかったからだ。[1]

新聞や雑誌は信頼性のない情報源だ、という話は母親たちとの会話で何度も出てきた。政府は能無しだ、巨大製薬会社は悪だ、という話もくり返された。私はそうした話に毎回同意していたが、その背景にある「だれ一人として信用できない」という見方をどう受け止めていいのかわからないでいた。

信用できないのももっともだった。アメリカは二つの戦争に参加していたが、そのどちらも軍関係者以外に何のメリットももたらしそうになかった。人々が家を失い、職を失っているというのに、政府は金融機関の救済をしていた。破綻させるにはあまりに大きな組織だからと、税金を使って銀行を支えることに傾注していた。アメリカ政府が市民の幸福より企業の利益を優先する、それが平然とまかりとおっていた。

リーマン・ショックの最初の余波の最中に、「国民の信用を取り戻す」という標語が聞かれるようになった。といってもほとんどは、景気を上向きにさせるための「消費者信頼感を取り戻す」という話だったように思う。私は消費者信頼感という言葉が嫌いだった。母である自分自身を信じなさい、と言われることもイヤだった。私は消費者信頼感ももうひとつの信頼感も持ち合わせていなかったが、そんな信頼感よりも、個人の枠を超えたもっと幅広い概念である信用という言葉のほうを信じていた。息子の出産から何年も経ったが、いまでも私は、信用という言葉の本来の意味、とくに法律用語や経済用語としての信用についてよく考える。大事な財産を、自分でないだれかの手にゆだねるという意味での信用は、多かれ少なかれ、子を持つとはどういうことかという私の実感に重なる。

十月後半になっても、母親たちは依然としてインフルエンザ・ワクチンの話をしていたが、話の焦点は自分の子にワクチンを打たせたくても打たせられない、という不満に移っていた。私の息子も、かかりつけの小児科医で一か月以上の順番待ちをした。コミュニティ・カレッジや公立ハイスクールの外で長い行列に並んだ母親もいた。ワクチンを待っているころ、自分の子に予防接種をさせていないお母さんが、H1N1ワクチンにはスクアレンという添加物が入っていると聞いたのだけど、と切り出した。★3 違うわよ、スクアレンは以前ヨーロッパでインフルエンザ・ワクチンに使われていたけど、アメリカでは使われてないの、と別のお母さんが否定した。最初にスクアレンのことを口にした母親も確かなことはよく知らず、アメリカのワクチンにスクアレンが含まれていないとしてもどこかで問題になったんだと思う、と言った。「どこかって、正確にはどこのことよ?」と友人の一人が問いつめた。私はといえば、そもそもスクワレンが何のことかを知らなかった。

インフルエンザ・ワクチンのメリットについて議論し合った母親たちは、当時の私にはまったくなじみのない専門用語に通じていた。彼女らは、アジュバントとかコンジュゲートといった用語を使い、生《なま》のウイルスを使ったワクチンと、そうでない無細胞性ワクチンを区別できた。他国の複雑な予防接種のスケジュールや、数あるワクチンの添加物についても知っていた。そうした女性の多くは私と同業の物書きだった。やがてそうした会話の中で交わされる、専門用語と情報の裏側にあるメタファーを耳にするようになったのは、ごく自然な流れだった。

スクアレンは生物界に広く存在する物質だ。人の身体にも含まれており、肝臓で生産されている。血液にのって循環し、指紋の成分にもなっている。ヨーロッパのインフルエンザ・ワクチンの一部には事実、サメの肝油由来のスクアレンが含まれているが、アメリカの認可ワクチンに添加されたことは一度もない。スクアレンを使っていないのにそれが問題視されるのは、水銀を含む防腐剤であるチメロサールへの不安を呼び起こすからだろう。チメロサールは二〇〇二年以降、複数回用量のインフルエンザ・ワクチンを例外として、すべての小児ワクチンから除去されている。それから十年以上経っているにもかかわらず、ワクチンに含まれる水銀への不安は根強く残っている。

私の息子は十一月下旬にやっとインフルエンザ・ワクチンを打ってもらった。当時の私は知らなかったが、パンデミックはすでに最悪の時期を通り越していた。H1N1インフルエンザのピークは十月だったのだ。私は看護師に息子のワクチンにチメロサールが入っているかどうか尋ねたことは覚えているが、それは本気で心配していたからというより、単なる儀式的な確認のためだった。そのときの私はすでに、もしワクチンに問題があるとしても、それはチメロサールやスクアレンのせいではないだろうと考えていた。

★1——予防接種する（inoculate）という単語は広義では、「結合させる、合体させる」という意味を含む。狭義では、病原菌を人体に入れることを意味する。予防接種にはワクチン接種と人痘接種がある。後者は人を意図的に天然痘に感染させて免疫を誘導する方法である。私はある医学雑誌で、この人痘接種（variolation）という言葉を、赤ん坊が落としたおしゃぶりをまず母親が口に含んでから赤ん坊の口に戻す行為を表すのに使っているのを見たことがある。これは母親の口内細菌を子どもの口内に移す行為だ。

★2——息子の出産後、私は周囲の母親たちと昼夜を問わず会話し、その会話の中で、しばしば母親業そのものを話題にした。私が育児中に感じた多くの疑問に、彼女たちは自らの育児体験をもとにさまざまな角度から答えてくれた。私の考えの多くは彼女たちとの対話によって形作られたようなものだ。そのため本書では、以前の私なら中性的な「親」と書いたであろうところにも「母親」という言葉を使った。私はこの本を、予防接種のことで右往左往している女性たちに向けて書いている。予防接種の問題が女性だけのものでないことはわかっているが、私がまず呼びかけたい相手は母親たちだ。母親たちの議論というと、女同士がそれぞれの立場でお互いを非難する「マミー戦争」が巷を賑わしているが、それとは別の種類の議論があることを、私はこの本を通じて伝えたいと思っている。その議論は実り多く有意義で、女性を軽んじるようなマミーという言葉で形容される議論でも、戦争にたとえられるような議論でもない。

★3——一九九七年に『インサイト・オン・ザ・ニュース』誌に掲載された一連の記事は、湾岸戦争症候群の影響のひとつとして、炭疽ワクチンその他にスクアレンが含まれているのではないかという不安が生じた可能性を論じている。米国食品医薬品局（ＦＤＡ）および国防省は炭疽ワクチンにスクアレンは入っていないと発表したが、一部のラボ検査で微量の検出が認められた。ＦＤＡが実施した調査で研究者らは、検出された微量のスクアレンは検査官由来だった可能性を示し、「ラボにあるガラス器具からスクアレンを含む指紋油脂を取り除くのは困難で、そのスクアレンが数あるワクチンの一部に本当に含まれているのか、それとも検査過程で付着したのかを判断するのはむずかしい」と語った。

3 ワクチンから連想するもの

息子が発した最初の言葉は「それ、なに?」で、その後かなり長いあいだ、息子の口から出てくるのはこの言葉だけだった。息子がものごとの部分や要素に自分なりに名前をつけながら話し方を覚えていくのをそばで見ていて、英語には身体に由来する語がとても多いことに気づいた。「私たちは椅子の各部をひじかけ(arm)、脚(leg)、腰かけ(seat)、背もたれ(back)と名づけている」と詩人のマーヴィン・ベルは書いた。「コップの縁はリップ(lip)と呼ばれ、ビンの首はネック(neck)と呼ばれる」

メタファー(隠喩、暗喩)とは、二つの異なるものに見られる類似性を利用した言葉の表現法だ。メタファーを使ったり理解したりする能力は、言語の習得と足並みをそろえて発達する。そもそも言語はメタファーでできている。ある言葉を掘り下げていくと、ラルフ・ワルド・エマーソンが言うところの「化石になった詩」、つまり私たちが現在使っている意味の下に横たわるメタファーが見えてくる。海の深さを測るときの単位、ファゾム(fathom)には現在、理解という意味もある。この言葉は、布の長さを測るために両腕を広げて指先から指先までを一単位としたことに由来する。そこから、ある考え方の把握を意味するメタファーとして使われるようになった。

ジェームズ・ギアリーは著書『私は他人』(*I Is an Other*)の中で、「我々の身体はメタファーのためにあり、我々が使うメタファーは我々がどう考え、どうふるまうかのためにある」と語っている。[2] 世界を理解することの根源が身体にあるのだとすると、ワクチン接種という言葉は必然的に、針が皮膚を貫くという行為の象徴となる。この行為の光景は、失神する人が出てきてもおかしくないほどの衝撃がある。おまけに肉体に異物が直接注入されるのだ。この行為に私たちが見出すメタファーは恐怖を呼び起こすのに十分で、暴行、冒涜、汚染といったものを連想させずにいられない。[★1]

注射することをイギリス人は「ジャブ」と呼び、アメリカ人は、銃に寛容だからか「ショット」と呼ぶ。いずれにせよ、ワクチン接種は暴力的な「一撃」というわけだ。とくに、そのワクチンが性行為感染症を予防するためのものなら性的暴行を連想させる。二〇一一年、共和党の大統領候補ミシェル・バックマンは、ヒト・パピローマウイルス(HPV)

の予防接種を侵害行為のようにみなし、「いたいけな十二歳の少女に政府が注射を強要するのは間違っている」と主張した。[★2] 彼女の対戦相手であるリック・サントラムも同じ立場をとり、「政府の圧力と強制によって幼い少女たちに注射して、いったい何の役に立つのか」と加勢した。このＨＰＶワクチンについては以前から、一部の親たちが「低年齢の少女に接種するにはふさわしくない[3]」と反対していた。別の親たちは、ふしだらな性行為が増えるとして心配している。

十九世紀のワクチンは、接種すると明白な傷痕が残った。「けだものの刻印を押される」と怯える人もいた。一八八二年に英国国教会の大司教が語った説法は、ワクチン接種のことを罪の注入と呼んだ。「腐敗物、人の悪徳の沈殿物、罪なる欲望のかけらが混ざり合ったおぞましいもの。それは来世にて平穏をかき乱し、内なる地獄を生じさせ、魂をのみこむであろう」

その後、傷痕が残るようなワクチンはほとんどなくなったが、永遠に刻印を押されるという不安は依然として続いている。私たちはワクチン接種が自閉症や免疫機能障害を引き起こすのではないかと恐れている。先進国で流行している糖尿病やぜんそく、アレルギーはどれも免疫系の働きがおかしくなる病気だ。多発性硬化症はＢ型肝炎ワクチンのせいでは？　乳幼児突然死症候群はジフテリア・破傷風・百日咳混合ワクチンのせいでは？　数種のワクチンを混合して一度に打ったら、免疫系に負担がかかりすぎるのでは？　接種するワクチンの種類が多すぎるのでは？　一部のワクチンに含まれるホルムアルデヒドは発がん物質なのでは？　別のワクチンに含まれるアルミニウムは脳に有毒なのでは？　私たちの不安は尽きない。

十九世紀のワクチンが想像させたのは、「蛇毒、ネズミ、コウモリ、カエル、小動物の乳飲み子の血、臓物、排泄物」だった。これらは当時、たいていの病気の原因と思われていた有機物や汚物と同類のものだ。魔女が作るスープのレシピにありそうな材料だった。十九世紀の予防接種はかなり危険なものだった。それは一部の人が恐れていたような、予防接種した子の頭にウシの角が生えてくるといった想像以上の危険ではなく、「腕から腕」方式のワクチン接種で梅毒などの病気をうつされる危険性が実際にあったからだ。「腕から腕」方式とは、何日か前にワクチン接種した人の腕にできた水疱から膿《うみ》をとり、それを別の人の腕に植えつける方法である。こうした体液交換をともなうワクチン接種が姿を消したあとも、細菌の混入が問題となった。(4)　一九〇一年には、アメリカのニュージャージー州カムデンで、破傷風菌が混入したワクチンにより小児九人が亡くなった。

現在のワクチンは基本的に無菌である。細菌の増殖を抑える防腐剤が入っているものもある。つまり、私たちがワクチンの何を不安視しているかというと、活動家ジェニー・マッカーシーの言葉を借りれば、「いまいましい水銀、エーテル、アルミニウム、不凍剤」だ。そう、現代の魔女が作るスープは化学物質でできている。実際のところワクチンにはエーテルも不凍剤も入っていないが、こうした化学物質は現代の産業界に対する不安の象徴で、不健康や環境汚染の原因としてまっさきに連想される。

一八八一年のイギリスで、「ワクチネーション吸血鬼」と題するチラシがまかれた。種痘医が無垢な赤ん坊を通じてところかまわず汚染を広めている、と警告するチラシだった。赤ん坊の血を吸って生きるとされる吸血鬼は、すぐさま、乳幼児に傷をつける種痘医のメタファーになった。古い民話に出てくる吸血怪物は見るからにおぞましかったが、ヴィクトリア時代の吸血鬼はある種の魅惑を身にまとっていた。吸血鬼のぞくぞくするような性的魅力は、ワクチン接種に性的なイメージを重ね、人々の不安をあおった。その不安は、腕から腕への接種を通じて性行為感染症が広がったとき、ますます強まった。ヴィクトリア時代の吸血鬼は、ヴィクトリア時代の医者と同じく血液だけでなく金銭も吸いとるとされていた。稼ぎのいい仕事を勝手に作り出し、金持ちに近づく機会を独占していた医者は、労働者階級から見て信用ならない存在だった。

ブラム・ストーカーが描いたドラキュラ伯爵は、血に飢えた資本家だ。彼の城には金貨の山がほこりをかぶっており、彼が刺された瞬間には外套から金貨がこぼれ落ちた。とはいえ、その彼を種痘医と読み替えられるかといえば、少々むずかしい。小説『ドラキュラ』のぶ厚いページから明確に読みとれるメタファーがあるとすれば、それは伝染病だ。ドラキュラは船でイギリスにやってきた——新しい伝染病はいつも船に乗ってやってくる。彼はネズミの群れを召喚する。彼の悪行は、最初に噛みついた乙女が夜、無意識のうちに子どもたちに噛みついて、連鎖的に広がっていく。この話が恐ろしい理由、またこの小説のプロットが長く複雑な理由は、ドラキュラが自身の怪物的性質を伝染させうる怪物だというところにある。

細菌説は、十九世紀の前半には空想の域にあったが、『ドラキュラ』が出版された一八九七年には広く受け入れられていた。何らかの目に見えない存在が病気を引き起こすのではないかという考え方そのものは、かなり前からあったため、ルイ・パスツールが殺菌した培養液を入れたフラスコにコルク栓をした場合としない場合を比べて、空気中に細菌がいることを証明したときには、細菌説はすでに時代遅れの感があったほどだった。ドラキュラの隠れ場所を探し出し、その棺を殺菌消毒することになる吸血鬼討伐隊の中に二人の医者がいた。この二人は当初、調査結果をめぐって意見が一致しなかった。若いほうの医者は、証拠があってもなお、吸血鬼の存在を認めようとしなかった。そこで年配のほうの医者は、何かを信じる力と科学のぶつかり合いについて熱弁をふるった。
「いいかい、友よ」と彼は諭した。「こんにち、我々が享受している電気科学が生み出した技術の数々は、電気を発明した当人たちから見れば神への冒涜に等しい。その電気の発明者たちでさえ、当時の人々からは魔物扱いされて火あぶりの刑に処せられることもあっただろう」。そしてマーク・トウェインを思い起こさせる人物の話を続ける。「あるアメリカ人が、何かを信じる力とは、真実でないと知っていても真実だと思いこむ力だと定義したそうだ。その人物が言いたかったのは、もっと広い視野で世界を見なければならないということだ。線路にある石ころに汽車を止めさせてはならないように、小さな真実にこだわって大きな真実の流れを止めてはならない★3」

『ドラキュラ』は、吸血鬼についての物語であるだけでなく、この問題、つまり証拠と真実をめぐる問題についての物語でもある。この作品は、ある真実が別の真実を脱線させる可能性を示唆しながら、こんにちまで続く問いを投げかける——私たちは予防接種を、病気そのものより恐ろしいものと思いこんでいないだろうか？

★1――息子が赤ん坊のとき、ワクチン接種をめぐるメタファーを見聞きするようになったことを機に、私はスーザン・ソンタグのエッセイ『隠喩としての病』を再読した。続けてソンタグが十年後に書いた『エイズとその隠喩』を初めて読んだ。「だれであれ、メタファーなしに物事を考えることはできない」とソンタグは書いた。『隠喩としての病』を書いたのはメタファーの是非を論じたかったからではない、と彼女は語っている。彼女は、メタファーはがんという病気の真実を明らかにするどころか逆に不透明にしてきた、その心の重荷を払いのけるためにこの本を書いたという。

ジョージ・レイコフとマーク・ジョンソンは著書『レトリックと人生』（渡部昇一／楠瀬淳／下谷和幸訳、大修館書店、一九八六年）で、「特定のメタファーを人々に押しつけようとする者は、人々の思考回路を一定方向に誘導しようとしている」と書いている。私自身のメタファーに対する考えは、この『レトリックと人生』およびジェームズ・ギアリー著『私は他人』によって形作られた。私はこの本を執筆していた数年間に何度も『エイズとその隠喩』を読み返した。よって、スーザン・ソンタグもまた、私が対話した母親の一人だと思っている（『隠喩としての病　エイズとその隠喩』富山太佳夫訳、みすず書房、一九九二年／二〇一二年）。

★2――ヒト・パピローマウイルス（HPV）は、アメリカおよび世界で最も一般的な性行為感染症で、子宮頸がんの唯一の原因である。米国疾病管理予防センター（CDC）は二〇〇六年、すべての少女に十一歳または十二歳の時点でHPVワクチンを接種するよう勧告したが、ワクチン接種させると十代の性行為を助長することになるのではないかとの懸念が広く報じられた。『ペディアトリクス』誌に掲載された二〇一二年の調査「十一歳、十二歳へのHPVワクチン接種の結果としての性的活動」によると、ワクチンの副作用のひとつとして十代の性の乱れは何ら認められなかったという。

★3——ブラム・ストーカーは、マーク・トウェインの名言「信念とは、あなたが信じていないことを信じることだ」を言い換えた。

4 あなたの健康はコミュニティの健康が決める

「人はみな、自分はこの世でひとりぼっちで神からも見放されているという思いを心の奥に抱えている。だが、何億もの人々で構成される家族の一員であることを忘れている」と、セーレン・キルケゴールは一八四七年に日記に書いた。その年、キルケゴールは著書『愛について』を発表し、その中で、愛は言葉を通じて理解されるのではなく果実を通じてのみ理解される、と論じた。

私は大学時代に『愛について』を五十ページまで読んだところで挫折した。あまりに消耗したからだ。たとえば「あなた自身を愛するのと同じように隣人を愛しなさい」という題目のページで、キルケゴールはその文章を一語一句、解析する。「あなた自身」にとっての愛の本質を探究したあと、「隣人」にとってのそれを検討し、最後に「愛しなさい」

の意味を問うというぐあいだ。もう十分に消耗していたが、キルケゴールが「では、隣人とはだれであろうか？」と問いを立て、「隣人とは哲学者が言うところの他人であり、その他人を通じて自己愛に潜む身勝手さが試される」と説明するあたりで、私は読むのをやめた。自分の信条を規定し、それをはっきりと形にして表すべきだとするキルケゴールの考えに、私はついていけそうもないと思った。

父は私が子どものころ、救急車が私たちの乗っている車を追い越していったとき、ドップラー効果の原理を熱心に説明してくれた。家の近くの川に日が沈むのを眺めていたときは、レイリー散乱のことを話してくれた。レイリー散乱とは短い波長の光が大気によって取り除かれる現象で、その結果、たそがれどきに雲は赤く、草の緑はより濃く見えるのだという。森に行けば、父はフクロウが吐き出した不消化物のかたまりを切開し、中に入っていた骨でマウスの小さな骨格を組み立ててくれた。父の関心はつねに自然界の驚異にあり、身体のあれこれについてはさほど多くを語らなかった。ただし、血液型の話になると熱が入った。

O型Rhマイナスの人はO型Rhマイナスの輸血しか受けることができないが、他のどんな型の人にも血液を提供することができる、と父は説明した。O型Rhマイナスの人は「万能供血者」だということだ。そして父は自分の血液型がO型Rhマイナスであると明かし、自分は万能供血者で、この型の血液は緊急輸血用にいつも必要とされているのだから、機会があればなるべく献血するようにしている、と言った。私の血液型もO型Rhマイナスであることを私自身が知ったのはもっとあとになってからだったが、父はおそらく知っていて、まだ子どもだった私にそんな話をしたのではないかと思う。

おかげで私は自分の血液型を知るずっと前から、万能供血者が意味することを、単なる医学概念にとどまらず人道的な観点から理解していた。だが、父のその人道観が、信仰していたカトリック教義に医学概念をうまく合体させたものだったことまでは気づかなかった。私は教会に通わされたことも、聖体拝領したこともなかったので、父から万能供血者の話を聞いたとき、自らの血を分け与えたイエス・キリストのことまで思い至らなかった。それでも私は、人間というのは互いに身体を支え合う存在だということを感じとっていた。

父は子どもの私を連れてボート乗りに出かけるとき、いつもかならず救命ベストを身につけていた。救命ベストには消えないインクで自分の名前と「臓器ドナー」の文字が書かれていた。それはある種のジョークであると同時に、父が本気で考えていたことでもあった。父は私に車の運転を教えるとき、祖父からもらったというアドバイスをそっくり私に伝えてくれた。おまえはこれから、自分の運転する車に責任を持つだけでなく、おまえの前を走る車と後ろを走る車にも責任を持つことになるのだよ、と。三台分の車に責任があると考えるのは気が重く、いまでもそれを思うと運転するのが怖くなるが、ともかく運転免許証を取得したときに、私は臓器ドナーになるという項目にチェックを入れて署名した。

息子のために私が最初にした決断、つまり赤ん坊の体が私の体から離れた瞬間にした決断は、息子の臍帯血《さいたいけつ》を公的バンクに提供することだった。私は三十歳になっていながら、それまでに一度しか献血をしたことがなかった。あのキルケゴールを読んでいた大学時代に一度だけである。息子には人生のスタート時点で、私が感じているような借りではなく貸しを作ってやりたいと思った。おまけに私は、万能供血者としての務めを果たしていないうちから、出産時に血液バンクから輸血を受けた。私という受益者一人に対し、最も貴重で希少な血液型の血が二パックも使われたのだ。

ワクチン接種という行為を、摂取した人間一人だけでなく、コミュニティ全体のためのものと考えれば、それはある意味、免疫バンクのようなものだろう。免疫バンクに参加することは、いろいろな理由で自身に免疫性をつけることができない人々に対する貢献にあたる。これは、集団でワクチン接種したほうが個人個人でワクチン接種するよりずっと効果的だという「集団免疫」の原理である。[★1]

どんなワクチンも、それを打った人すべてに免疫性を植えつけられるとはかぎらない。インフルエンザ・ワクチンのように効き目の薄いワクチンもある。しかし、比較的効果の薄いワクチンであっても十分な人が接種していれば、ウイルスは宿主から宿主へと移動しにくくなり大流行を起こさない。その結果、ワクチン接種しなかった人や、接種しても免疫力をつけることのできなかった人も助かる。集団免疫の効果を調べたこんな研究がある。住民の麻疹ワクチン接種率が低い地域と、住民の大部分がワクチン接種している地域とで調べたもので、前者の地域でワクチン接種を受けているにもかかわらず麻疹にかかるケースの発生率は、後者の地域で非接種者が麻疹にかかるケースの発生率より高かったというのだ。

非接種者は、周囲の人が病気を媒介させない身体になっていることによって守られる。一方、ワクチンを接種した人でも、周囲に非接種者や、摂取したものの免疫性を得られなかった者が多くいると、その病気にかかりやすくなる。私たちは、自分の皮膚で守られているというより、周囲に存在する身体の状態によって守られているということだ。そう考えると、身体を単位にした人と人との境界線はぼやけてくる。血や臓器は、献血や臓器提供によって個人間を移動する。ある身体に存在するものが別の身体に入りうる。免疫性も同じで、個人口座であると同時に共同信託基金でもある。集団免疫に参加する人はだれしも、自身への健康だけでなく隣人の健康に責任を負っている。(5)

息子が月齢六か月のころ、ちょうどH1N1インフルエンザの流行がピークを迎えたとき、ある母親が、集団免疫の概念など信じられない、と切り出した。それは単なる理論にすぎず、基本的には畜牛に適用される考え方だ、というのだ。集団免疫の概念を信じるか信じないかというようなことを、そのころの私はまだ考えたことがなかったが、ある集団全体に見えない保護マントをかぶせるという考え方には、たしかにオカルト的なところがあると感じた。

このマジックの裏にある仕組みについてよくわかっていないと気づいた私は、大学図書館で集団免疫についての文献を調べた。なんと、早くも一八四〇年の時点で一件の報告が上がっていた。住民の一部に天然痘のワクチン接種をするだけで病気の流行が鎮静化することに気づいた医者による文献だった。このように間接的に守られるという現象は昔から観察されていたはずだ。伝染病が流行しているときに多数の人が自然感染して免疫力を獲得すると、その後は一時的に流行が止まる。麻疹などの小児病に対するワクチン接種がはじまる前の時代には、病気の流行にはたいてい波があった。流行の鎮静期に自然感染による免疫がまだ得られていない子どもの数が増え、集団全体におけるその比率がじわじわと高まると、つぎの大流行の危険性が出てくる。観察可能な現象という意味での集団免疫は、自分の身体と他人の身体は別物だと思っていると想像しにくい。事実、いまの私たちには想像するのがむずかしい。

集団免疫の集団（herd）にあたる英語には「動物の群れ」という意味もある。私たちはそこから食肉解体場に送られる運命の畜牛を連想する。集団で愚行に走る「群集心理」という連想も働きがちで、いずれにせよ集団免疫が賢明なものだという印象を持ちにくい。群集心理を嫌がる人は、その逆の「開拓者精神」を好む。開拓者精神は、アメリカ人が西部に土地を開拓した時代の自発性や自由といった心意気を表す。その開拓者精神という言葉から連想される身体は、牧場地帯にぽつんと建つ一軒家だ。この想像からすると、となりの牧場にある家屋が手入れされずにぼろぼろになっていても、あなたの牧場にある家屋はあなたがきちんと手入れしているかぎり影響を受けることはない。

同じ群れでも畜牛の群れではなくミツバチの巣のようなものを連想すれば、集団免疫の概念はもっと好ましいものに思えるのかもしれない。ミツバチは母系社会で、そのふるまいは環境にやさしい。そして巣に属するミツバチの各個体は完全に相互依存している。昨今問題となっている蜂群崩壊症候群で知られているように、巣にいる個々のミツバチの健康状態は、ミツバチの巣全体が健康かどうかで決まる。ジャーナリストのジェームズ・スロウィッキーは著書『「みんなの意見」は案外正しい』で、ミツバチの高度な偵察活動と花蜜を集めるのに使う方法を詳しく紹介している。スロウィッキーによると、ミツバチの協同作業は人間社会における問題解決に有効な集合知と同じようなものだという。

スロウィッキーは、群衆が愚行に走る例もあるにはあるが、そこそこ大きな集団では個人ではなく群衆が複雑な問題を解決すると語る。構成員が十分に多様で、また反対意見を自由に言える状況の集団なら、群衆は一人の専門家よりすぐれた判断ができる。集合知を用いれば、見失った潜水艦の位置を見つけ出すことも、株式市場の予測をすることも、新しい病気の原因を突き止めることもできる。二〇〇三年三月、中国で謎の呼吸器疾患が発生し、五人の死者が出た直後、世界保健機関（ＷＨＯ）は十か国の研究所による共同研究を手配し、ＳＡＲＳとして知られるようになる原因を特定した。参加した研究所もそれぞれ数チームで構成されており、力を合わせて研究し、情報を交換し、得られた結果について毎日のように議論した。そして四月には、この病気を引き起こした新しいウイルスを分離するのに成功した。このプロセスに特定の監督責任者はいなかった。自分が発見者だと主張する人もいなかった。「科学はとてつもなく集合的な営みである」とスロウィッキーは言う。つまり、群衆の知恵の産物だということだ。

★1――「集団免疫」という言葉が初めて使われたのは一九二三年、研究者らがマウスへの細菌感染を調べていたときだった。概念自体はもっと前からあったが、効果が認識されるようになったのはワクチン接種が広くおこなわれるようになってからだ。たとえば、ジフテリアへの予防接種率が人口の九十パーセントに満たなくても、ジフテリアの発生率を九十九・九九パーセントも減らせることが判明した。疫学者のポール・ファインは集団免疫についての文献を調べ、「間接的な効果は理論においても観察においても明白だ」とする論評を書いた。ファインはさらに、集団免疫にあてはまらない例があっても、それは一般原則を否定するものではなく、単に特定の状況下で集団免疫がうまく働かない場合があることを示しているだけだと述べた。

5 「あなたのような人が心配する必要はありません」

私の息子にはすべてのワクチンを受けさせたが、ひとつだけ、標準的なスケジュールとは違う時期に受けさせたものがあった。それは本来なら、息子にとって初の接種になるはずだった。たいていの赤ん坊は出生直後にB型肝炎ワクチンを接種される。息子が生まれる数か月前、私は大学で教職を続けており、知り合いからもらい受けたベビーベッドを雪の日に運んだり、そのベビーベッドを置く場所を作るために本棚をどかしたりしながら、軽い気持ちで夜の時間を使ってワクチンについての文献を読み始めた。ワクチンに対しては妊娠前から多少の不安を持っていたからだが、まさか、その先に出口のない迷路が待っているとは予想していなかった。つぎからつぎへと出てくる仮説、些細な添加物、多様な

5
「あなたのような人が心配する必要はありません」

イデオロギーに、私はおぼれそうになっていた。

このテーマを追うには出産予定日までの夜の時間だけではとうてい足りない。そう思った私は、生まれてくる子のかかりつけ医にしようと考えていた小児科医を訪ねた。何人かの友人に相談すると、みなその医者の名前をあげた。私の助産師も、その医者のことを「中道左派」だと言って推薦してくれた。[★1] その医者は、私がB型肝炎ワクチンの目的について尋ねると、「いい質問ですね」と答えた。その口調は、この質問に答えることを少しばかり楽しんでいるように聞こえた。B型肝炎ワクチンはインナーシティ向けのもので、おもな目的はドラッグ中毒者や売春婦の赤ん坊を守ることです、あなたのような人が心配する必要はありません、と医者は言った。インナーシティとは文字どおり都市中心部のことを言うが、そうした場所は往々にして低所得者層が密集して住んでいる。そのため、インナーシティという言葉をスラム街の意味で使う人もいる。

医者はその時点で私がどういう人間かはまだ何も知らなかったから、私の外見だけでインナーシティの住民ではないと判断したのだろう。そのこと自体は間違っていない。私はたしかにシカゴのアウターシティ（郊外）に住んでいる。だが近隣の環境は、一部の人がインナーシティという言葉を使うときに意味するところによく似ている。そのときの私は、医者にその状況まで説明して意見を聞くことを思いつかなかった。いまから思い返すと恥ずかしいことだが、私は医者の婉曲的な差別発言を何の疑問も持たずに受け入れてしまった。このワクチンは私のような人のものではないと言われ、ほっと胸をなでおろし、それが意味することを考えもしなかった。

公衆衛生の施策は私たちのような人を対象にしたものではない、という思いを持つのは、私たちのような人に多いようだ。公衆衛生は恵まれない人のためのもの、教育や健康的な生活習慣、質の高い医療機関へのアクセス、時間とお金などすべての面において私たちとは異なる集団に属する人のためのもの、と私たちは思いがちだ。たとえば私と似たような生活水準の母親たちと話していると、こんな発言が飛び出すことがある。標準的な小児予防接種スケジュールで複数のワクチンをまとめて打つようになっているのは、貧しい家庭では二十六種類もある推奨ワクチンを別々に打つためにいちいち医者のところに行っていられないからだ、というような発言だ。ちょっと待ってほしい。私を含めてだれだって、そんなに何度も医者のところに行くのは面倒なはずだ。つまり、そうした発言をする人がほんとうに言いたかったのは、標準スケジュールが自分たちのためではなく彼らのためにある、ということのほうなのだろう。

ジャーナリストのジェニファー・マルグリスは『マザリング』誌の記事で、新生児がB

型肝炎ワクチンの接種をあたりまえのように受けさせられていることに疑問を呈し、また、そのワクチン接種の理由として「性行為感染症に対する免疫をつけるため」とされるのはおかしい、生まれて間もない娘がそんな経路で感染するわけがない、と問題提起した。(6) B型肝炎は性行為だけでなく体液を通じて感染するため、乳児がB型肝炎に感染するとしたら母親経由であるケースが圧倒的に多い。B型肝炎に感染している母親、または無自覚なままそのウイルスを保有している母親から生まれた赤ん坊は、ワクチン接種されないかぎり生後十二時間以内にほぼ確実にB型肝炎に感染する。B型肝炎ウイルスは子ども同士が密着しているときにも移動するため、どんな年齢の人でも無症状のままウイルス保有者になる可能性がある。ヒト・パピローマウイルス(HPV)と同じくB型肝炎ウイルスも発がん性のウイルスで、若いうちに感染すると将来、がんになりやすい。

B型肝炎予防をめぐる謎のひとつに、いわゆるハイリスク集団だけにワクチン接種をしても(これは当初の公衆衛生施策だった)、感染率を引き下げられなかったことがある。このワクチンが一九八一年に導入された当初、推奨された対象者は囚人や医療関係者、ゲイ男性、注射針を介する薬物使用者だった。だが、B型肝炎の感染率は変わらず、十年後に新生児全員にワクチン接種が推奨されるようになって初めて感染率が低下した。大規模なワクチン接種のおかげで効果が表れ、いまではこの病気は小児のあいだで事実上消滅している[★2](7)。

「リスク集団を特定するという発想は、汚れた地域には病気が審判を下すという昔の考え方の再来だ」と、スーザン・ソンタグは書いている。B型肝炎のリスクは複雑で、評価は困難だ。生涯にただ一人の相手としかセックスしていなくてもリスクは生じるし、胎児が産道を降りてくるときにもリスクは生じる。多くの場合、感染経路は不明のままだ。私は出産前に、息子のB型肝炎ワクチン接種は見送ろうと決めた。息子を産んだ時点で、私はまだ「リスク集団」に属していなかった。だが出産時に大量出血して輸血を受けたため、乳を飲ませようと息子を胸に抱いたときにはもう、私の属性は以前と違うものになっていた[★3]。

アメリカで最後となる全国規模の天然痘の流行が一八九八年に発生したとき、白人はこの病気にかかりにくいと信じる人たちがいた[★4]。天然痘は「ニガーのむずむず」と呼ばれた。あるいは、移民に関連づけられて「イタリアのむずむず」「メキシコのできもの」と呼ばれることもあった。天然痘がニューヨーク市で流行し出すと、当局は警官を動員して長屋住まいのイタリア人移民やアイルランド人移民に強制的にワクチンを接種させた。天然痘の流行がケンタッキー州ミドルズバラに達すると、町の黒人居住区にいた人は全員、抵抗すれば銃口まで突きつけられて、ワクチンを接種させられた。こうした大々的な予防策が病気の拡大を抑えたことは事実だが、いまと違ってそのころのワクチンには破傷風などに感染するリスクが付随していた。そうしたリスクをすべて引き受けさせられたのが社会的弱者層だった。恵まれた人を守るために貧しい人が盾にされたのである。(8)

ワクチン接種をめぐる議論は昔もいまも、基本的には科学はどこまで完全かを問う議論であることが多いが、それと同じくらい、大衆が理解しやすい支配・被支配の構造を問う話に流れることがある。★5 イギリスでは一八五三年にワクチンを無料で強制的に接種させる法律ができると同時に、反種痘運動が生まれた。★6 反種痘運動に加わった労働者階級の人々が心配したのは、ワクチンだけでなく自分たちの自由が脅かされることだった。赤ん坊にワクチン接種を受けさせないと罰金や禁固、私有財産の差し押さえなどの対象になると上から押しつけられたとき、彼らはそれに反対するのにしばしば奴隷制廃止論を類比として使った。

奴隷制と同じくワクチン接種も、自分の身体をどう使うかを決める権利はどこにあるのか、という問いを投げかける。だが、歴史家ナジャ・ドルバッハによれば、イギリスの反種痘運動家が奴隷制廃止論を担《かつ》ぎ出したのは、単に自分たちの自由を守りたかっただけだという。そういう意味で、奴隷解放のために闘って息子もろとも絞首刑に処せられたジョン・ブラウンのような無私無欲の精神とは決定的に異なる。「彼らが奴隷ないし強制的に連れてこられたアフリカ人を引き合いに出すことに飛びついたのは、その政治的、感情的、修辞学的効果を利用したかったからにすぎない」と、ドルバッハはイギリスの反種痘運動についての歴史研究書に書いた。「おまけに彼らは、白人のイギリス市民の苦痛は他国で抑圧されている人の苦痛より優先されるべきだとする主張が出てくると、すぐにそちらに飛びついた」。反種痘運動の参加者の関心は自分だけに向けられていて、奴隷制とは何の関係もなかったということだ。

ドルバッハはその著書の中で、十九世紀の反種痘運動家は自分の身体が病気をうつす危険な存在になる可能性を考えず、病気をうつされる脆弱な存在だとしか考えていなかった点をくり返し指摘した。言うまでもなく、彼らの身体は病気をうつす側にもうつされる側にもなる。しかし、貧者の身体が他人にとって危険で公衆衛生のお荷物だとみなされた時代や地域において、貧者でない側は、自分の健康が脅かされる原因をすべて貧者のせいにするような考え方に流れがちだ(9)。

その当時、貧者だけが危険な存在なのではないと世間に信じさせることができたらどんなによかっただろう。そう思うのなら、こんにちの私たちも同じように、自分たちの層だけが脆弱な存在なわけではないという事実を受け入れる必要がある。★7 中流層は病気をうつされる側にも、その身体を通じて病気をうつす側にもなる。ひ弱という形容詞しか思い浮かばないような小さな子どもの身体でも、病気を拡散する力を持っているという意味では危険だ。二〇〇八年には、ワクチン接種をしていなかったサンディエゴの少年がスイス旅行をした際に麻疹を持ち帰り、きょうだい二人とクラスメート五人、診療所の待合室にいた乳幼児四人に麻疹をうつしてしまったことがあった。[★8] うつされた子どものうち三人はまだ麻疹のワクチン接種時期に達しておらず、一人は入院するほど重症化した。

　米国疾病管理予防センター（CDC）の二〇〇四年度データ分析によると、非接種小児の多くは白人で、その母親は結婚したときの年齢が高く、大学卒の学歴を持ち、世帯年収は七万五千ドル以上だった。[★9][10] 私の息子もそのカテゴリーに入る。また非接種小児は同じ地域にかたまって存在していることが多く、そこで病気が発生すると連鎖的に広がり、接種不十分な小児を巻きこむ可能性が高くなる。接種不十分な小児とは、推奨ワクチンの全部ではなく一部しか接種されていない小児で、その多くは黒人だ。母親は若いシングルマザーで、州境を越えての引っ越しや貧しい暮らしを余儀なくされているケースが多い。母親の意思で接種しなかったというより、タイミングが合わなくて接種しそびれたままになっているのだろう。

「予防接種は少数派を守るために多数派が参加してこそ効き目がある」と、私の父は説明してくれた。少数派とは、一定の病気に対してとりわけ脆弱な集団を指す。インフルエンザの場合は高齢者が、百日咳の場合は新生児が、風疹の場合は妊婦がそれにあたる。比較的裕福な白人女性が自分の子に予防接種すれば、引越しのためにすべての予防接種を子に受けさせることのできなかったシングルマザーから生まれた黒人の子を守れる。この考え方は、恵まれた人のために貧者の身体を服従させるという十九世紀のワクチン接種の考え方の裏返しだ。現在の公衆衛生策は私のような人のためにあるのではない、と考え方は厳密な意味では正しいかもしれない。だが、公衆衛生策は私たちが参加することではじめて効力を発揮する。もう少し具体的に言うと、私たちの身体をとおして効力を発揮するのだ。

★1——結局、この小児科医を息子のかかりつけ医にはしなかった。この医者は標準的な予防接種スケジュールがあることを患者に話さず、一方的に自分の考え方を勧めてきたことに気づいたからだ。その考え方が「中道左派」だと判断されたのかもしれないが、私から見れば彼の考え方は典型的な右派だった。

★2——ワクチンが導入されるまで、B型肝炎は年に二十万人が感染し、慢性的な感染状態にあるアメリカ人はおよそ百万人だった。新生児への定期ワクチン接種が一九九一年に開始されてからB型肝炎の感染率は八十二パーセント減少したが、アメリカではいまも八十万人から百四十万人ほどが慢性的な感染状態にある。

★3――輸血でB型肝炎に感染するリスクはかぎりなく低い。赤十字社の推定では二十万分の一から五十万分の一である。それよりさらにリスクが低いのは、B型肝炎ワクチンを接種された新生児が重症のアレルギー反応を起こす確率で、こちらはCDCの推定によればおよそ百十万分の一である。
　しかし、どれだけ確率的に低くても、もし私が輸血でB型肝炎に感染し、それを生まれたばかりの息子にうつしてしまっていたら、と考えるとどうしようもなく心が乱れた。だがそれ以上に私の心を乱したのは、息子のB型肝炎ワクチン接種を見送ろうと決めたとき、私がいくつもの点を見過ごしていたことだ。私は自分の健康状態が息子の健康状態を左右する可能性を考えていなかった。ましてや地域社会全体の健康のことも考えていなかった。

★4――マイケル・ウィルリックは著書『天然痘とアメリカ史』(*Pox: An American History*)の中で、この時期に流行していた天然痘は軽度の新株で、水ぼうそうまたは新しい病気と間違われることがあったと指摘している。新しい病気はよそ者や移民と結びつけられやすく、「キューバのむずむず」「ポルト・リコの痒い痒い」「マニラのかさぶた」「フィリピンのむずむず」「ニガーのむずむず」「イタリアのむずむず」「ハンガリーのむずむず」などと呼ばれた。

★5――マイケル・ウィルリックは十九世紀末から二十世紀初頭にかけての天然痘について調べた歴史書の中で、アメリカの植民地政策がうまくいった背景のひとつにワクチン接種があるのではないかと推察している。フィリピンとプエルトリコでの予防接種推進運動は、表向きは住民の健康を守るという大義で、それが植民地支配を正当化する手立てになったが、もうひとつ、入植する側にとってそこが安全な場所になるという効果もあった。フィリピンでは米軍が住民数百万人にワクチン接種したあと、ようやく強制的なワクチン接種が非合法となった。

★6――ナジャ・ドルバッハは著書『ボディリー・マターズ』(*Bodily Matters: The Anti-vaccination Movement in England, 1853-1907*)の中で、このときの予防接種法は一八六七年までほとんど強制されなかったと書いている。この年、接種を拒否した者に罰が科されるという別の予防接種法が成立した。

★7――ウォーレン・バフェットが二〇一一年に税制改革を呼びかけたとき、『ニューヨーク・タイムズ』紙は「大富豪の優遇に歯止めを」という見出しを載せた。アメリカには集団で特権層を守って弱者を放置する仕組みが多々ある。税制もそのひとつだ。「ワシントンの議員たちには、怪我をしたフクロウや絶滅危惧種を守ろうとするのと同じ気持ちで国民を守ってほしい」とバフェットは訴えた。

★8――『ペディアトリクス』誌に掲載された二〇一〇年の論文「予防接種率の高い地域での麻疹発生、サンディエゴ、二〇〇八年――意図的な非接種者の役割」によると、この麻疹発生に要した公共部門の費用は十二万四千五百十五ドルだったという。この数字に含まれないものとして、乳児の三日間の入院費一万四千四百五十八ドルと、二十一日間隔離された未接種児の家族の休職による賃金損失およびその他の費用がある。「予防接種率の高いコミュニティでも意図的非接種児が集まっているところで麻疹の発生は起こる場合があり、公衆衛生当局、医療機関、家族に多大な負担をかける」と、論文は結んでいる。

★9――本書で紹介した病気の統計は、とくに断りのないかぎり米国疾病管理予防センター(CDC)または世界保健機関(WHO)の資料から引き出した。

6 私たちには「菌」が必要だ

保育園に通いはじめたころの息子が、「がっこうで、菌についておしえてもらった」と言った。菌という新しい単語と過去形を使った難度の高い会話文で、息子はこの文章を組み立てるために数分の沈思を要した。息子が理解した「菌」のイメージは、針金にやわらかい素材を巻きつけたパイプクリーナーの玩具で、私が読んでいる免疫学の教科書に載っている電子顕微鏡写真のそれとはたぶん違うだろう。「どういうことを教えてもらったの？」と尋ねると、息子は新しく知ったことを説明するのがうれしくてたまらないようすで、「菌は、すごく小さくて、すごくきたない」と言った。「そうよね」と私は相づちを打った。「だから学校から帰ったらすぐに手を洗うのよ。手についた菌を洗い流さないとね」。息子は大きくうなずいて答えた。「菌がつくと、びょうきになる。せきが出る」

その会話はそこで終わった。ごく単純な文章しか扱えない二歳児が感染症の媒体について完璧に語ってくれて、私がそれ以上の補足説明をする必要がなかったからだ。あるいは、子の成長ぶりに感心して、しばし余韻にひたったからでもある。そんなやりとりがあってから、私は医学辞書で菌（germ）という語を引き、この言葉には二種類の使い方があることを思い出した。病気を引き起こす「病原菌」として使う場合と、新しい組織を作る能力を持つ「胚」や「芽」として使う場合である。どちらも何かを生じさせるという意味がある。germ の語源はさしあたり、種子（seed）だ。

私たちには「菌」が必要だ。子どもの免疫系は病原菌に触れないと機能不全になることは、いまでは広く知られている。一九八九年、免疫学者のデイヴィッド・ストラチャンは「衛生仮説」を提唱した。年上のきょうだいがいる子、大家族で暮らしている子、過度に清潔でない環境で暮らしてる子はぜんそくやアレルギーになりにくい。清潔すぎることと病気に接する機会が少なすぎることがぜんそくやアレルギーを引き起こしている、と彼は論じた。(11)

科学者たちは、衛生仮説を基にどんな病気がアレルギーを防ぐのか特定しようと研究を重ねるうち、環境中に存在する菌が多様であることのほうが重要だという考え方に変わっていった。二〇〇四年、微生物学者のグレアム・ルークは「旧友仮説」を提唱した。健全な免疫系は、人類史において比較的新しく出現した小児伝染病によって鍛えられるのではなく、狩猟採集生活をしていたころからつき合っていた古くからいる微生物によって鍛えられる、という説だ。その「旧友」には寄生虫も含まれるし、皮膚や肺、鼻、のど、腸内にいる細菌も含まれる。(12)

衛生仮説はいまも健在で、ときに予防接種をしない理由にこの説が使われる。私の友人の一人も、「麻疹のような病気は、きっと私たちの健康に必要なんだと思う」と言っていた。しかし、アメリカ先住民は麻疹なしで何万年も生きてきたではないか――旧大陸からこの病気を持ちこまれたとたんに壊滅的な被害を受けてしまうまで。それに、仮に麻疹をワクチンで根絶したとしても(理論的には可能なシナリオである)、ほかに微生物はいくらでもいる。実際、小さじ一杯の海水中にはおよそ百万種類のウイルスがいると言われている。人間がむやみに微生物に干渉するのはよくないが、それでも相手がどうしようもなく危険な存在なら干渉せざるを得ないだろう。いずれにせよ、地球上には私たちと接触する可能性のある微生物は無限に存在している。

人類がワクチン接種を通じて根絶できたのは、天然痘を発症させる天然痘ウイルスただひとつだ。一方、新しいウイルスはつぎつぎ出現する。ウイルスには、自身の遺伝子を変異させて新しい性質を獲得するという特殊な才があるからだ。病原体にはいろいろな種類があるが、ウイルスは最も厄介だ。ウイルスは他の生物に寄生することを前提とした吸血鬼のような存在で、それ単体では活動できないため、厳密には生物ではないと考える人もいる。ウイルスは、いわゆる生物がするような栄養摂取や成長をしない。ウイルスがしているのは、生きた細胞の中に入ってそこで自身を複製することだけだ。自力で活動できない遺伝物質が少数集まったものというのがウイルスの実体で、サイズも通常の顕微鏡では見えないほど小さい。だが、ほかの細胞に入りこむと、その細胞を使って自身を倍々に増やす。ウイルスの性質は、よく工場に例えられる。細胞（工場）に入りこんだウイルスは、そこにある製造ラインを無理やりウイルス増産仕様に変更させる、というわけだ。ただ、私からするとウイルスは工場より超自然的な存在に思える。ゾンビや吸血鬼、身体にとり憑くもののけを想像するほうが簡単だ。

ウイルスはときおり、宿主生物のDNAにウイルスのDNAを挿入することがある。そうすると、宿主生物のその後の子孫にウイルス由来のDNAが入った遺伝子が伝わる。ヒトゲノムにも大昔に感染したウイルスのなごりが驚くほどたくさん見つかる。そうした元ウイルスのDNA破片の多くはとくに何も影響しない――私たちが知らないだけかもしれないが。中には特定の条件下で発がん性を発揮するDNA断片や、ヒトの生存に不可欠なDNA断片もある。たとえば、ヒトの胎盤の外層になっている細胞が互いに結合するのに使っている遺伝子は、大昔に感染したウイルスに由来するものだ。ウイルスの多くは私たちなしでは増殖できないが、私たちもまた、ウイルスから頂戴した胎盤関連の遺伝子がなければ子孫を増やすことができなかっただろう。

特定の病原体に対して長期に免疫力を保持できる獲得免疫系も、その本質的な仕組みはウイルスのＤＮＡから借りたものだとされている。ヒト白血球の中には、乱数発生器のように遺伝物質を結合・再結合するものがある。遺伝子の配列をかき回し、膨大な種類の病原体を見分けることのできる細胞を無数に作り出すのである。[★1] この仕組みは私たちのものになる前はウイルスの仕組みだった。サイエンス・ライターのカール・ジンマーは、ヒトとウイルスにおいて「私たちと彼ら」といったような明確な線引きはできないと言う[13]。

★1――この「遺伝子組み換え」プロセスを説明してくれた免疫学者から私が学んだのは、すべての病気に対応できる遺伝物質を持つ個人は存在しないが、人類全体で見れば、どんな病気が発生しても人類という種が生き延びるに十分な遺伝的多様性はある、ということだった。

7　統計と恐怖心は一致しない

息子が生まれた年に、米国疾病管理予防センター（ＣＤＣ）が発表した新型インフルエンザ警報の何よりの影響は、市内各所に抗菌せっけんと消毒剤があふれかえったことだった。食料品店では、買い物カートの横に拭きとり用ウェットティッシュが、レジの横にアルコールポンプが用意された。空港のセキュリティゲート、郵便局、図書館の貸出カウンターにまで、大きなポンプがでんと置かれた。こうした消毒剤は新型インフルエンザ危機が過ぎ去ったあとも長く残った。

私はことあるごとに消毒させられることにうんざりしていた。私の父の手は、病院での勤務中に何度も洗うせいで、いつもあかぎれができていた。その父が私に、殺菌と書いてある商品は疑うべきだと教えてくれた。そもそも菌の中には殺さないほうがいいものもある。菌を洗い流すのではなくわざわざ殺すと書いてあるのを見ると、なんだか十字軍みたいだ、と父は言った。信者と異端者をどう見分けるのか尋ねられた大修道院長が、「すべて殺せ——神は自らを心得ている」と答える場面を思い浮かべるのだそうだ。

手指消毒剤が菌を無差別に殺している一方、化学物質のトリクロサンは妊婦の尿や新生児の臍帯血、母乳からつぎつぎ見つかっている。トリクロサンは練り歯磨きやマウスウォッシュ、体臭防止剤、掃除用品、洗たく用洗剤などに使われている抗菌剤で、抗菌作用を売り文句にしている液体せっけんのほぼすべてと、手指消毒剤の多くに活性成分として含まれている。

トリクロサンは、相手が良い菌でも悪い菌でも低濃度では増殖を抑え、高濃度では殺す。トリクロサンは家庭廃水や小川から見つかる。加工処理された飲料水からも見つかっている。世界各地の野生魚やミミズの体内、バンドウイルカの血液からも検出された。トリクロサンについてわかっているのはここまでだ。こうしたことが生態系にどう影響するのかはわかっていない[14]。

マウス、ラット、ウサギを対象にした多数の実験から、トリクロサンはヒトにはそれほど有害ではなさそうだという結論が出ている。だが、長期に日常的に接した場合、あとになってどんな影響が出るのかは不明だ。ＣＤＣは、大手化学企業からの反対を押し切って、二〇〇八年の全国毒性研究協議会でトリクロサンを研究対象に指定した。その会合で私が話をした毒物学者のスコット・マステンは、トリクロサンに対して冷静な見方をしていた。「私は抗菌剤入りのせっけんは買いません」と彼は言った。「抗菌剤を恐れているから買わないのではありません。それを使うことにメリットを感じないからです」。細菌を取り除くことが目的なら、抗菌剤入りせっけんで洗っても通常のせっけんと比べてとくに効果のないことは、多くの実験で証明されている。マステンによれば、メーカーがせっけんにトリクロサンを入れるのは、単に清潔にしますという商品より、菌を殺しますという商品のほうがよく売れるからだという。

私はマステンに、ちょっと考えていることがある、と切り出した。トリクロサンによるリスクは、ワクチンに含まれるいくばくかの成分によるリスクと比べてどうなのか、という問題だ。私たちはひっきりなしにトリクロサンと接触している。トリクロサン入りの商品を使っていない人の尿からも検出されるほど、この化学物質は身近にあふれている。一方、ワクチンに含まれる化学物質に接触するのは二十数回と限定的だ。だからといってトリクロサンのほうが危険だと思いこむような間違いをしたくないのだが、どう思うか、と尋ねた。マステンは、「相対的リスクということですよね。これは一言でお答えするのはむずかしい問題です」と答えた。トリクロサンがヒトに与える健康リスクはおそらく小さい。しかし、リスクの大小にかかわらず、それを加えてもメリットのない商品にわざわざ加えるべきではない、と彼はもう一度同じことを言った。

ワクチンに対する不安は簡単にはおさまらない。専門家によるリスク便益分析の結果、害より益のほうがはるかに大きいことが判明したと、いくら言われても私たちの不安は変わらない。ワクチン接種で重い副作用が出ることはごくまれだ。だが、どれほどまれかを正確に数値化するのはむずかしい。まず、ワクチン接種に関連する合併症状の多くは自然感染でも生じるものであり、そもそもワクチンはそうした症状を防ぐようには設計されていない。麻疹やおたふく風邪、水ぼうそう、インフルエンザはどれも、自然感染すると脳炎を引き起こす可能性がある。だが、自然感染もワクチン接種もしなかった場合に脳炎になる率（基準率）を私たちは知らない。自然感染の麻疹から脳炎になる率はわかっていて、およそ千件に一件だ。MMRワクチン（麻疹・おたふく風邪・風疹の三種混合ワクチン）を接種したあと脳炎になったという報告は、三百万件に一件だ。この数字はあまりに小さすぎて、研究者たちもその脳炎がワクチン接種によるものとは断定できなかった。

二〇一一年、ワクチンの有害事象に関する包括的な報告書が発表された。米国医学研究所の主導で医学専門家十八人からなる委員会が、ワクチン接種に関する一万二千本の科学研究を精査した。[★1] その結果、MMRワクチンが免疫不全患者に麻疹封入体脳炎という病態を引き起こす確率はきわめてまれであるという確たるエビデンスが得られた。MMRワクチンは発熱が引き金となる熱性けいれんを引き起こすことがあるが、たいていは軽症で、長期的に有害になることはない。水ぼうそうワクチンは、免疫系が弱っている人の場合、打たれたワクチンから水ぼうそうになることがある。重症のアレルギーを抱えている人には、六種類のワクチンがアナフィラキシーショックを引き起こすことがある。そして、どんなタイプのワクチンでも注射によって失神を起こしたり筋肉痛になったりすることがあるが、それはワクチンのせいではなく注射するという行為から生じる。

ワクチンが原因でないことを証明するのは、それが原因であることを証明するより困難だ、と報告書は述べている。相当量のエビデンスが出てくれれば、ある事象が起こっている、または起こりうると考えてもいいだろう。だが、その事象が起こりえないことを立証できるエビデンスは存在しない。それでもなお、この委員会が精査したエビデンスはMMRワクチンが自閉症を引き起こすという仮説を否定するのに十分だった。[15] この報告書が発表される少し前に、ワクチンに対する親の意識を調べる全国調査があった。回答した親の四分の一がワクチンを自閉症の原因だと思っており、二分の一以上がワクチンによる重い副作用を心配していた。

7
統計と恐怖心は一致しない

「個人のリスクの感じ方というのは、その人が見聞きする危険に対する直感的な判断であり、専門家の言うエビデンスなど入る余地がない」と、歴史家のマイケル・ウィルリックは語る。私たちは、真に危険なものに対して驚くほど警戒心を持たない。平気で車に乗る。アルコールも飲むし、自転車にも乗る。座ってばかりな生活を何とも思わない。一方で、統計的にほとんど遭遇しそうにない物事を心配する。サメをやたら怖がり、蚊を軽視する。奪った人間の命の数で考えれば、蚊は地球上で最も危険な生物だというのに。

「人は、多くの死者を出すリスクとほとんど死者を出さないリスクの区別ができていない。そのせいで判断ミスをする」と、法学者のキャス・サンスティーンは言う。彼はこの見解を、ポール・スローヴィックの著書『リスクの感じ方』（*The Perception of Risk*）から得た。スローヴィックは一般人を集めてさまざまな死因を比較する調査をおこなった[★2]。その結果、一般人は、病死より事故死のほうが多く、自殺より他殺のほうが多いと思いがちであることがわかった。現実はその逆である。別の調査でも、がんや竜巻など大々的に報じられるドラマチックな出来事を死因の上位にあげる回答者が多かった。

これらの調査から、サンスティーンは大半の人がリスクについて正しく理解していないことを確信した。リスクの感じ方というのは、数値化したリスクの大小ではなく、数値化できない恐怖心の強弱に左右される。私たちの恐怖心は、過去の記憶や現在の経済状態、社会的な上下関係や評価、根拠のない作り話や夢で見たことなど、さまざまな方面から植えつけられる。また、心に深く刻みこまれた思いこみと同じく、恐怖心もそう簡単には変えられない。私たちは自分の思いこみに反する情報に出会ったとき、その情報のほうを疑いがちだ。自分の思いこみが間違っているかもしれないとはなかなか考えない。(16)

『ニューヨーク・タイムズ』紙は、「使用中に事故に巻きこまれる消費者製品の一位は自転車で、僅差で二位につけたのはベッドだ」と報じた。★3 私はベッドも自転車もよく使っているが、この記事を読んで不安になることはなかった。いつも自転車の後部座席に息子を乗せて走っているし、ベッドで息子といっしょに寝ることもある。公共広告のポスターに、「赤ちゃんと添い寝をするのはこんなに危険」という警告文と、赤ん坊が肉切り包丁といっしょに寝ている写真が並んでいるのは知っているが、それで添い寝をやめようと思ったことはない。私と同様に人々が統計的リスクを無視する理由は、一部には、四六時中危険のことばかり考えているような生き方をしたくないからだろうと研究者らは考えている。

実際、私たちが赤ん坊といっしょに寝るのは赤ん坊を至近距離で見守るというメリットがあり、そのメリットはリスクを上回る。私は出産時に、妊娠中に想像だにしなかった危険な状態に陥るという経験をしたおかげで、人生には引き受けるに値する危険があることを知った。ある友人が私に、「危険を冒してもやる価値があるものとして、子を持つこと以上のものはない」と言ったのを思い出した。その友人の子どもは全員成人し、彼女は事実上の子育てを終えていたのだが。

「結局のところ、人々にとって重要なのは事実に即しているかどうかではなく、自分が怖いと感じるかどうかなのだ」とサンスティーンは語る。怖がらなくてもいいことにまで怖がるようなところもある。私たちはドアに鍵をかけ、子どもを公立学校に通わせず、銃を買い、ことあるごとに手を洗い、さまざまな不安を鎮めようとするが、その不安は基本的に他者に対する不安だ。一方で、自分がやることについては無謀で無頓着だ。楽しみのため、わざわざ危険なことをしたりもする。人の心にこうした矛盾があると、公衆衛生上の優先順位に基づいた規制法は「パラノイアとネグレクト」のパターンに陥りがちだ、とサンスティーンは言う。ごく小さなリスクにばかり注目が集まる一方で、差し迫った大きな脅威に目がいかなくなるパターンである。

パラノイア（被害妄想）には伝染性がある、と文学研究者のイヴ・セジウィックは言う。彼女はパラノイアを一種の「ごり押し」だと言う。何に対しても一点張りで、それ以外の考え方を強制退去させる。パラノイアは、だいたいにおいて理性を通過する。「パラノイアは被害者意識だけで形作られるが、それがかえって純朴で信仰上正しい、庶民の味方のような印象を与える」と、セジウィックは分析する。パラノイア思考がかならずしも現実離れしていたり間違っていたりするわけではないだろう。それでもやはり、被害者意識を出発点にした思考は健全さに欠ける。「パラノイアに陥った人は、特定のことにはやたら詳しいが、別のことには完全に無知である」とセジウィックは述べている(17)。

スローヴィックは、一般人が化学物質のリスク評価をするとき使う思考法を「直感毒物学」と呼んでいる。この思考法は毒物学者が用いるアプローチとは明らかに異なり、たいてい異なる結果を出す。毒物学者にとって、有毒かどうかは量で決まる。どんな物質でも多すぎれば毒になる。水であっても、あまりに大量に飲めば死ぬ。二〇〇二年のボストン・マラソンでは、走者の一人が水の摂取過剰で死亡した。しかし一般人は量を無視して、その物質が安全か危険かの二者択一で考える。さらに時間や年数も無視する。一瞬、あるいは短期間、化学物質に触れただけで害を被ったと思いがちだ。

なぜ一般人がそのように考えるのかを探るうち、スローヴィックは人々が毒性を伝染病の延長でとらえていることに気づいた。伝染病は目に見えない病原体に瞬間的に触れただけで、生涯続く痛みや傷をもたらすことがある。そこから私たちは、有害とされる化学物質にどれほど少量でも触れたら最後、自分の体が永久に穢《けが》されるところを想像する。「穢される」というのはオール・オア・ナッシングとして受けとられる。生きているか死んでいるか、妊娠したかしないか、というような二つの状態しかないと認識されているのだ」

とスローヴィックは言う。

汚染への恐れは私たちの文化にしみついた思いこみにある。接触により霊的なものが注入されるイメージがあふれる文化の中では、汚染物質に一度でも触れたら永遠に穢されたままだという連想につながる。そのように怖がられる汚染物質は、たいてい私たち自身が作った物質だ。毒物学者からするとばかげた話だが、たいていの人は天然物質より人工物質を有害だと思っている。[18] 私たちはどれだけ反証を積まれて、人の手が加わっていない「自然」のほうがすぐれていると考えてしまうようだ。

★1——報告書の題名は「ワクチンの有害事象、エビデンスと因果関係」で、米国医学研究所のウェブサイトから全文ダウンロードできる。同委員会は、ワクチン接種による有害事象を示唆された百五十八件を精査したが、有害事象と認められたのは九件で、うち四件は水ぼうそうワクチンにより水ぼうそうを発症したケースだった。

同委員会は二年以上をかけて入手可能な科学的エビデンスのすべてを検証したが、それを無償でおこなっている。私がその動機を委員長のエレン・クライトンに尋ねたところ、彼女はこう答えた。「その質問には、各委員の高潔な精神ゆえとお答えする用意ができており、事実、そのとおりでございます。もうひとつ、今回のことはアメリカの政策決定に貢献できるいい機会になると思いました。歴史的に見ても、ワクチンに関する政策の立案者たちは医学研究所の報告書を大いに参考にされています」

医学研究所は非営利の独立機関で、政府役人および市民に信頼性のある情報を提供し、それに基づいて適切な判断をしてもらえるよう支援することを使命としている。同研究所の研究員は医学界から選出された専門家で、自身の時間と専門知識を提供している。委員会で協議する委員は利益相反の有無を調べられ、また協議内容は外部の専門家が検証する。アメリカ連邦議会は一九八六年、医学研究所にワクチン接種のリスクを定期的に査定するよう命じた。二〇一一年の報告書は十二回目の定期査定にあたり、過去最大の調査結果となった。

★2――キャス・サンスティーンが著書『恐怖の法則』(角松生史/内野美穂訳、勁草書房、二〇一五年)の中で、ポール・スローヴィック著『リスクの感じ方』についての批評を書いているが、この二人は同じ情報に取り組みながら異なる結論を引き出している点が興味深い。スローヴィックは一般人に寛大で、素人によるリスク評価がプロのリスク評価と同じにならない件について、複雑な価値体系を用いて説明している。一方、サンスティーンはそこまで寛大ではなく、一般人による誤ったリスク評価がリスク増大につながる事例を強調している。

サンスティーンによれば、ふつうの人がリスクについて考えるときよく起こすミスは、なじみないことにリスクを過大評価し、なじみあることに過小評価をすることだと考察している。スローヴィックは一般人に共通するもうひとつの傾向を見出した。私たちはリスクの大きなものには利益がなく、有益なものにはリスクが少ないと考える傾向がある、というのだ。たとえば、手指消毒剤にリスクなどほどんどないように感じるのは、消毒剤を使うことのメリットを実際以上に信じているからだ。逆に、ワクチンのことをリスクが高いと思っていると、ワクチンの効果を過小評価しがちだ。

★3――この情報は、サム・ロバーツが『ニューヨーク・タイムズ』紙に書いた記事の中にあった、国勢調査局二〇〇七年度統計要約から引き出したものである。ただし、この統計表に集計されている生データは誤解を招く恐れがあるとロバーツは指摘している。たとえば、一位の自転車に対しベッドが僅差で二位になったのは、ベッドを使う人が圧倒的に多いために過大評価されている可能性がある。

8 自然ならいいのか？

代替医療が人々を引きつける理由のひとつは、それが別の考え方や別の治療法を提供するだけでなく、別の「言い方」をすることにある。[★1] 身体を汚されたと感じていると「浄化しましょう」と言われる。気力がわかない、何かが足りないと感じていると「補充しましょう」と言われる。何か有害なものが体に入っているように感じていると「毒出ししましょう」と言われる。加齢により錆《さび》ついたように感じていると（錆とは金属の酸化反応だ）、「抗酸化作用があります」と言われる。汚れ、不足、毒、錆というのはどれも私たちの心の中にある曖昧な不安感を言語化したときのメタファーだ。代替医療は、そうしたもやもやとした不安感にどんな明快な言葉を与えれば、私たちの慰めとなるかを熟知している。

薬と呼ばれるものはそのほとんどが、有益であるのと同じくらい有害だ。父はいつも

「医療において完璧な治療法はない」と言っていた。それはおそらく真実だろうが、医療が欠陥だらけだと知ったところで何の慰めにもならない。私たちの求めるものが慰めであるとき、代替医療が与えてくれる万能薬は「自然」という言葉だ。自然という言葉は、人知を超えた素晴らしい力という印象を与える。治療の文脈で自然という言葉が使われるとき、それは「清純な」「安全な」「体にやさしい」という言外の意味を含める。しかし、自然を善と同じ意味で使うのは、たいていの場合、私たちが自然界から遠ざかってしまったからこその憧憬にすぎない。

環境思想家のウェンデル・ベリーは、「周囲に人工的なものが増えれば増えるほど、自然という言葉の価値は上がる」と書いている。ベリーはこう続ける。「人間の活動と自然界の営みをつねに正反対で対立するものだと考えることは、その双方を共に脅かすことになる敵対構造を認めることになる。たとえば野生種と家畜種は、互いにまったく違う別の価値を持つものと見られがちだが、善と悪のように二極化できるものではない。二者のあいだには中間的なものが連続して存在しているし、また、存在していなければならない」(19)

子どもに免疫をつけるため、ワクチン接種ではなく伝染病に「自然」感染させることに魅力を感じている親もいるようだ。この考え方が魅力的に見えるのは、そうした親がワクチン接種を「不自然」なものと考えているからだろう。★2 だが、ワクチンは人為と自然の中間に位置する。ベリーなら、自然林のへりにある一部伐採された土地のようなところだと言うだろう。ワクチンは、人間にとってのウマのような、いわば野生を少々飼いならしたものにあたる。ワクチンが作用するのは、人に生まれつき備わっている免疫反応がかつて野生だったウイルスにも同じように働くからだ。

ワクチン接種後に免疫を生じさせる抗体も、工場で作られているのではなく人体内で作られている。ノンフィクション作家のジェーン・スミスは、「製薬業界では、生物製剤と合成薬剤を明確に区別している。前者は生物に由来する物質から作り、後者は化学物質から作る」と説明する。[★3(20)] かつて生きていたものであれ、いまも生きているものであれ、生物由来の物質を原料とするワクチンは、もとから人体に備わっている免疫系を起動させて抗体を作らせる。生《なま》ワクチンに入っているウイルスは弱められている。弱め方としては、いちど動物の体の中を通すといった方法がある。弱められたウイルスは健康な人に感染させられるほどの力を持たない。ワクチン接種で不自然な側面があるとすれば、感染させることも病的な状態にさせることもできないことだろう。

私たちにとって自然な状態とは、免疫系が感染を抑えこんでいる状態だ。私たちの身体には、具合の悪いときでも元気なときでも病原体が始終入りこんでいる。ある生物学者に言わせれば、「おそらく私たちはいつも病気に感染しているが、ほとんどの場合、病的な状態にまではならない」[21]。それを病気として認識するのは、いつもの自然な状態でなくなって、不自然な状態になったのを認めたときだけである。ヒブ感染症にかかった子の指が黒くなる、破傷風にかかった子のあごの動きが悪くなり全身がこわばる、百日咳にかかった赤ん坊の息が荒くなる、ポリオになった子の脚が曲がって縮む、といった症状を見たとき、私たちは不自然な状態になったと認識する。

クリストファー・コロンブスがバハマ諸島に上陸するまで、ヨーロッパとアジアの伝染病は新大陸に存在していなかった。天然痘も肝炎も、麻疹もインフルエンザもなかった。ジフテリア、結核、コレラ、チフス、猩紅熱《しょうこうねつ》を引き起こすウイルスも、北米・南米大陸では知られていなかった。新大陸において「記録に残る最初の疫病の流行は一四九三年で、おそらく豚インフルエンザだった」と、チャールズ・マンは著書『１９４３――世界を変えた大陸間の「交換」』に書いた。その年以降、ヨーロッパ人から持ちこまれたミミズやミツバチによって南北アメリカの生態環境は不可逆的に変わった。畜牛やリンゴの木が風景を変え、新しくやってきた病気が先住民の十人に一人の命を奪った。その後二百年で、アメリカ先住民の四分の三以上が病死することになる。この成り行きを「自然」と見ることもできる。その後に新大陸を植民地化した人々にとっては自然な現象だと見たほうが都合がいいかもしれない。しかし、「自然」の定義を、人間によって作られたり引き起こさ

い。

新大陸の先住民の大量病死は「自然」にあたらない。新大陸の生態環境はコロンブス前の状態には二度と戻らないが、私たちがワクチン接種を通じて伝染病を抑制しようと試みれば、それが生態環境の修復への小さな一歩になるのかもしれない。

「過去数世紀の歴史は邪悪な道程をたどった。西部平原のバッファローは虐殺され、シギは商業狩猟家にごっそり仕留められ、シラサギもその羽毛が狙われて絶滅寸前に追いこまれた」と、レイチェル・カーソンは『沈黙の春』に書いた。カーソンはこの本を核戦争の危機が叫ばれていた一九五〇年代後半に書いていて、核のつぎに現れる邪悪なものを「新しい放射性降下物」と呼んで警告した。当初、戦争のために開発された殺虫剤や除草剤は、戦後の製造業を支え、田畑や森林に飛行機から散布された。DDTもそのひとつで、地下水に入りこみ、魚の体に蓄積し、鳥を殺した。DDTは十五年以上たっても世界中の魚や鳥の体内に残留し、赤子に飲ませる母乳からも検出される。

一九六二年の『沈黙の春』の出版をきっかけに、アメリカでは環境保護庁が創設され、国内でのDDT生産が禁止された。この本は、人の健康は生態環境全体の健康に左右されるという考え方を広めたが、カーソン自身は生態環境という言葉を使わなかった。彼女は代わりに「入り組んだクモの巣」というメタファーを使った。このクモの巣のどこかで乱れが生じると、その影響がクモの巣全体に伝わる。カーソンの伝記を執筆したリンダ・リアは、「私たちの身体が境界線にならないことを『沈黙の春』は明らかにした」と書いている。

私たちの身体が境界線にならないことはともかく、厳密に言うとDDTはカーソンが恐れたような種類のものではない。彼女は、がんになる人が増えているのはDDTのせいだと訴えた。だがこの仮説は、『沈黙の春』出版から数十年間かけて研究されたが、結局、立証されなかった。DDTに接する機会の多い工場労働者や農業従事者を対象に多数の調査がおこなわれたが、DDTとがんの関連性は見出せなかった。特定のがん――乳がん、肺がん、精巣がん、肝臓がん、前立腺がん――の発生率をDDTが高めているという証拠も見つからなかった。[22] がん専門医である父にこのことを話してみると、父は少年時代の思い出話をしてくれた。そのころDDTはトラックで町のすみずみまで散布されていた。父もきょうだいも散布中こそ家の中にいたが、トラックが通り過ぎるとすぐに外に遊びに出かけた。木々の葉からはまだDDTがしたたり落ちていて、薬のにおいがぷんぷんとしていた。父は、カーソンがDDTの危険性への警鐘を誇張しすぎたことや、一部間違った主張をしたことなどどうでもいいと答えた。★4 なぜなら、「彼女はいい仕事をした」からだ。

彼女は人々を目覚めさせた。

ジャーナリストのティナ・ローゼンバーグも、「世の中をあそこまで変えるような本はめったにない」と言う。「DDTはハクトウワシを殺した。それが環境中に残留したからだ。『沈黙の春』は現在、アフリカの子どもたちを殺している。カーソンの訴えが人々の心に残留したからだ」とローゼンバーグは書いた。ローゼンバーグが非難しているのは『沈黙の春』の本ではなく、その本に影響を受けた人々のほうだが、いずれにしてもDDTによる蚊の駆除をやめた国の一部にマラリアが戻ってきているのは事実だ。アフリカでは現在、二十人に一人の子がマラリアで死んでおり、それ以上の子がマラリアの後遺症である脳の損傷を抱えている。マラリアに有効なワクチンはないため、効果のない治療や有害な予防法が横行し、環境に悪い殺虫剤が依然として使われている。

皮肉なことに、マラリアを抑制するのにDDTが現時点で最も効果的な手段となっている場所もある。南アフリカの一部地域では、年に一度、室内の壁にDDTを塗布するという作業を続け、おかげでマラリアをほぼ駆逐できた。この方法は、アメリカでおこなわれたような飛行機による広範な散布方式に比べて環境への影響が少なくてすむ。もちろん、DDTが不完全な解決法であることには変わりない。だが、いまではDDTを製造する会社がほとんどなくなり、篤志家もその製造資金のための献金に積極的でなくなっている。

自国では禁止していなくても、他国で禁止している薬品を使うことにうしろめたさを感じる国もある。「貧しい国にとっては、富める国でマラリアが根絶されてしまったことが最大の不幸かもしれない」とローゼンバーグは書いている。[23]

植民地化と奴隷貿易の時代にマラリアは南北アメリカ大陸に渡り、かつてはボストンのような北の都市でも流行した。マラリアは、アメリカではアフリカほど強く定着しなかったが、それでも根絶は困難だった。一九二〇年代ごろから無数の溝が掘り返され、沼の水が抜かれ、網戸がとりつけられ、何トンものヒ素系殺虫剤が散布された。すべてはマラリアを媒介する蚊の繁殖地をなくすためだった。そして最後のひと押しとして、DDTを家々の壁に塗布したり飛行機から散布したりした。アメリカでは一九四九年にやっとマラリアが消えた。アメリカ経済が成長した理由はいくつかあっただろうが、マラリアが消えたことも間違いなくそのひとつだ。ハーヴァード大学医学大学院の経済学者マシュー・ボンズは、感染症の地球規模の影響について、犯罪や政府汚職が広がることの影響と比較して、「人的資源をねずみ算式に奪っていくという点で比類がない」と語っている。[24]

レイチェル・カーソンは、目の炎症が悪化して、自分で自分の書いたものが読めなくなったとき、友人に「私の体は病気のオンパレードだ」と愚痴をもらした。[25] 彼女は『沈黙の春』の執筆中も、潰瘍、肺炎、ブドウ球菌感染症、二つのがんを抱えていた。彼女はがんのために『沈黙の春』の刊行からほどなく死去することになるのだが、がんに侵されていることはずっと隠し続けた。この本を執筆する動機を、あくまで科学的な証拠に基づくものだと思わせたかったからだ。彼女がひそかにがんと闘っていたことは、ハクトウワシの生息数の減少や、孵らない卵、芝地の上で死んでいるコマドリの描写から、かろうじてうかがい知ることができる。

カーソンはＤＤＴがかんを引き起こすのではないかと推察しながらも、この殺虫剤が感染症予防に役立つことは認識していた。「責任ある大人なら、虫が媒介する病気を放置してもいいと考えるはずがない」と彼女は書いた。殺虫剤は現実の脅威に対して使うべきで、なんとなく危なそうだからと使っていいものではない。化学薬品は確かな情報に基づいて慎重に使うべきだ、と彼女は主張した。カーソンの本には、アフリカの子どもたちを顧みずともよいというようなことは一切書かれていない。にもかかわらず、この本はそうしたニュアンスを伝えるよりも、人々の恐怖心に訴えるほうで永続的な力を発揮した。

『沈黙の春』は、「明日のための寓話」と題する章からはじまる。その章でカーソンは、オークやシダ、野草が茂る牧歌的な風景が、あるときを境に鳥のさえずりが消えた荒れ地に成り果てるようすを想像で描いた。ページを繰ると、柑橘類を収穫していた農業従事者が重い病気に倒れ、クモを嫌っていた主婦が白血病になり、ジャガイモ畑で農薬散布していた父を迎えに行こうと畑まで走っていった少年がその夜に農薬中毒で死亡する。これは、人が作り出した怪物が人に牙をむくホラー・ストーリーの典型だ。ドラキュラと同じく、この怪物は霧となって空中を移動し、土の中で休眠する。さらに『ドラキュラ』の筋立てと同じく、『沈黙の春』のドラマは善と悪、人間と非人間、自然と非自然、古代と現代という対立する象徴を巧みに使っている。『ドラキュラ』に出てくる怪物は古代からの伝承だったが、『沈黙の春』の悪魔は現代生活にひそんでいる。

★1――人々が代替医療に向かう理由はこれだけではないと思うが、私は代替医療のマーケティングが人々の不安を食いものにしている点に興味を覚える。そのマーケティングは矛盾だらけだ。たとえば、毒出しをするというキレート療法に使われている化学物質は有害物質であることがわかっている。

アメリカの代替医療のルーツは一八三〇年代のポピュラー・ヘルス・ムーブメントにある。バーバラ・エーレンライクとディアドリー・イングリッシュ共著『女による女への助言』(*For Her Own Good*)によると、このムーブメントは、医療のプロ化と十九世紀初期の医療の危険性に対抗するものだった。この時期にホメオパシーやハイドロパシーなど多くの代替療法が生まれた。全粒穀物と生野菜を食べ、薬と薬草療法をすべて断つという、シルヴェスター・グレアム療法が出てきたのもこのころだ。「似たものが似たものを治す」という理論を掲げるホメオパシーの療法師はおおむねワクチン接種を容認したが、ほかの代替療法師の多くは基本的にワクチンに反対した。

最も人気を集めた代替療法を広めたのはサミュエル・トムソンだ。彼は、だれでも自分自身の治療家になれるよう、医療を商業主義から解放し、民主化することを訴えた。この哲学は一時、アメリカ人の四分の一が信奉するほど流行したが、一八三〇年代末には彼らが壊そうとしていたまさにその力に敗れた。「彼らは癒し方を商品化する流れに抵抗していたはずなのに、いつのまにか代替療法という名の別の癒し方の商品を買い求めるようになっていた」と、エーレンライクとイングリッシュは書いている。

こうした構造は現在の代替医療にも通じる。代替医療が宣伝するビタミン剤やサプリメントにアメリカ国民は年に総額三百ドルを使っている。だが、そうした商品を製造している会社は往々にして医薬品をも製造しており、その両方で巨大な市場を抱える産業（その大部分は規制されていない産業）となっている。

★2――最高裁判所がアメリカの結婚防衛法の主要規定を違憲だとする判決を下す時代だというのに、テレビのコメンテイターたちはいまだ同性婚を「不自然」だと言う。判事のアントニン・スカリアは、人々が不自然だと言うとき、病的なという意味合いを含んでいると分析する。何が自然で何が病的かを判断するとき、私たちは清純さを基準にしている。

★3――ジェーン・スミスは著書『太陽の特許を取る』(*Patenting the Sun: Polio and the Salk Vaccine*) で、生物製剤は製造するのがむずかしく、貯蔵費用が高くつき、すぐに傷みやすいため、製薬会社はできることなら生物製剤ビジネスから手を引きたいと思っていると書いている。「製薬会社の生命線は化学物質の合成薬剤にある。化学薬品はあなたを夜ぐっすり眠らせて、朝起きたときに豊かにさせる」

★4――政治学者のチャールズ・ルービンは、著書『緑の十字軍』(*In The Green Crusade: Rethinking the Roots of Environmentalism*)で、レイチェル・カーソンがデータを歪めたり不正確に伝えたりした箇所を詳述している。たとえばカーソンは、単なる医学雑誌への投書を、まるで科学的な報告書であるように引用している。また、白血病についての研究論文を引用した箇所でも、論文著者の出した結論とは異なる結論を導き出している。ルービンは、カーソンの主張がすべて不正確というわけではないが、本人がそう見せたいと思ったほど絶対的なものではない、と述べている。

9　あなたはどちら側に属するのですか？

トリクロサンは環境を破壊していて人類全体にゆっくり毒を盛っている——私はトリクロサンの毒性について調べ始めてすぐのころ、そう思った。しばらくすると、トリクロサンは人間には無害で環境にもそれほど悪い影響はないかもしれない、と思うようにもなった。私はデータをどう解釈すればいいのかわからず、論文著者の一人に電話してみた。相手は優しそうな声をした食品医薬品局（ＦＤＡ）の研究者だった。私が電話した目的を伝えると、その研究者は、お手伝いしたいのはやまやまですがメディアには受け答えしないことになっております、と言った。私は自分がメディアの人間だと思ったことはそれまで一度もなかったが、そのときちょうど『ハーパーズ』誌のための記事を書いていた。

私はもやもやしながら受話器を置き、集団免疫についてプリントアウトした紙の山に顔を突っ伏して居眠りした。目を覚ますと、ほおにインクの文字が一部、転写されていた。ほおに貼りついた文字は「munity」と綴られていた。ラテン語で義務や責務を意味する「munis」から来た言葉である。何か月かあとになって、同僚が私に「あなたがいま書いているテーマは免疫（immunity）じゃなく、munity のほうなんじゃないの」と言った。そのとおりだ、と私は思った。正確に言えば、私はその両方について書いていたのだけれど。

　トリクロサンのもやもやを引きずったまま、私は自転車で保育園に息子を迎えに行った。帰ろうとすると雨が降り出した。雨の中、保育園から一区画の距離にある公立図書館まで息子を抱いて走った。息子はきゃっきゃと笑っていた。図書館に入ると息子は一目散に絵本コーナーに向かった。私はといえば、自分がメディアの人間にあたるのかどうかをまだ考えていた。そしてあの質問は、私が属するところを広い意味で尋ねただけだと気がついた。★1 たしかに私の書いたものはメディアに発表されているが、私自身はメディアに属しているわけではない。おまけに私は、メディア記事とは正反対の詩を書く詩人でもある。

　息子は何冊かの本を手に戻ってきた。言葉の通じない地球で迷子になったエイリアンの子についての本と、逆さにぶら下がることをしない鳥の家族と暮らすコウモリについての本と、四本足でなく二本足で歩くことをからかわれるサル「ガッキー」についての本だった。息子は『二本足で歩くガッキー』の言葉のかけあいを面白がったが、お話の核心にあるテーマは理解できていなかった。ほかのサルたちはどうしてガッキーが二本足で歩くのを気にするんだろう、と息子は尋ねた。「自分たちと違うサルを見て、恐れを感じたのよ」と私は答えた。「恐れって、なに?」

恐れについて説明するまでには少し時間がかかった。私はその前に、息子が持ってきた絵本にもう一度目を通した。属するか属さないかというのは児童書に共通する主題で、おそらく児童期を生きるうえでの主題でもあるのだろうが、息子が持ってきた三冊がすべて「私たち(us)と彼ら(them)」に線引きをする話だったことに、私は驚いた。本に出てくるコウモリは、鳥といっしょに暮していても実際には鳥類に属しておらず、エイリアンも地球上の生物ではない。絵本のコウモリは最終的に母コウモリと再会し、エイリアンもエイリアンの両親に助け出されるのだが、いくつかの問いは未解決のままにされている。コウモリに対し、ある鳥は「あなたと私はぜんぜん似ていないのに、どうして同じようなことを感じるのかしら」と尋ねる。別の鳥は「あなたと私の感じ方はぜんぜん違うのに、どうしてこんなに似ているのかしら」と不思議がる。

コウモリと鳥は、生物学的には異なる分類になるのだろうが、子どもから見ればどちらも空を飛ぶ動物だ。その絵本『ともだち、なんだもん! コウモリのステラルーナの話』は、分類についてはあいまいなままにして、はっきり境界線を引いていない。だが「私たちと彼ら」を分ける考え方は、対象者をどちらかのカテゴリーに属させることを求める。どっちつかずのアイデンティティを受け入れたり、部外者を部内者にしたりすることはない。コウモリと鳥が共生することも、エイリアンが地球に住みつくことも、サルが進化の中間段階にあることも認めない。そしてウェンデル・ベリーが警告したように、「私たちと彼ら」をつねに区別して考えることは、「その双方を共に脅かすことになる敵対構造を認めることになる」のだ。

ある免疫学者とワクチンの政治学について話し合っていたとき、その学者から「あなたは私と同じ側に属する人でしょうから」と言われた。私は彼に同意しなかった。説明された線引きのどちら側にも違和感があったからだ。ワクチンをめぐる議論は、科学哲学者のダナ・ハラウェイが言うところの「厄介な二項対立」と評されることが多い。そうした二項対立は、科学と自然を戦わせ、パブリックとプライベートを戦わせ、真実と想像を、自己と他者を、理性と感情を、男と女を戦わせる。

ワクチンをめぐる母親と医者の対立も、しばしば「戦争」というメタファーで表現される。そのメタファーをだれが使うかによって多少は変わるものの、たいていは無知な母親と学識のある医者、直感的な母親と理性的な医者、愛情あふれる母親と冷静な医者、不合理な母親と合理的な医者といった対立関係に落としこまれる。性差別主義者のステレオタイプそのものだ。

最終的にお互いを対立させてしまう「戦争」をイメージするのはやめて、人はみな不合理な合理主義者だという世界を受け入れてみてはどうだろう。人はこの世で自然ともテクノロジーともつながっている。だから私たちはみな「サイボーグでハイブリッドでモザイクでキメラだ」と、ハラウェイは挑発的なフェミニズム論「サイボーグ宣言」で言明した。彼女はサイボーグの世界を心に描く。サイボーグの世界なら、人は動物や機械と連続的につながることを恐れる必要はないだろう。アイデンティティが永遠にどっちつかずであっても、複数の立場に属していようがいまいが、だれも気にしないだろう。

ワクチン接種を受けた私たちはみなサイボーグだ、とサイボーグ学者のクリス・ハブレス・グレイは言う。たしかにワクチンを接種されたあとの身体は、病気に反応するようプログラム化され、人為的に弱毒化されたウイルスによって部分的に改変されている。私自身、サイボーグとして母親業をこなしている。私は赤子に最も原始的な食糧を与えるため、最新機器の搾乳器に自分の改変された身体をつないだ。自転車に乗っているときの私は一部人間、一部機械で、その流れ作業が失調すると怪我をする。人間の生み出したテクノロジーは、私たちの延長になることもあれば、私たちに危険をもたらすこともある。いい悪いは別として、テクノロジーはすでに身体の一部になっていて、その状態は自然でも不自然でもない。

何年か前に友人から、あなたは「自然出産」したのよね、と言われたことがあった。医療介入を受ける医師主導の出産ではなかったのよね、という意味だ。そのとき私は思わず、あれは「ケモノ出産」だったわ、と答えそうになった。人間と動物（ケモノ）と分ける理性など、どこかに吹っ飛んでいた。息子の頭が見えてきたとき、私は自分の手で自分の肉体を引き裂いて息子を取り出そうとした。正確に言うと、そんなふうに見えるふるまいをしていたとあとで聞かされた。ほんとうに自分の身を引き裂くつもりだったかどうかは覚えていない。覚えているのは状況の切迫度だけだ。あのときの私は人間とケモノの両方だった。いや、人間でもケモノでもなかった。いまの私もそうだろう。「私たちは真に人間になったためしはない」とハラウェイは言う。そしておそらく、私たちは真に現代的になったためしもない[★2(26)]。

★1――散文を書く詩人、あるいは詩から情報を得ている散文ライターである私は、属するところを尋ねられて困ることがよくある。問題は、絵本のテーマにあるような、自分の属するところが見つからないことではなく、どこにも属していないことを説明する方法が見つからないことだ。そのため、私はアリス・ウォーカーの詩にある「だれのお気に入りでもなく／はみ出し者であれ」を心に留めておくようにしてきた。私的エッセイは昔もいまも、はみ出し者たちが書いていることが多い。その伝統に照らせば、私は詩人でもメディアでもなく、エッセイストか市民思索家だといえるだろう。

★2――ハラウェイが「私たちは真に人間になったためしはない」と書いたとき、彼女は人類学者ブルーノ・ラトゥールの著書『虚構の「近代」』（川村久美子訳、新評論、二〇〇八年）を念頭においていた。

10 予防接種は民間医療だった

ワクチンは現代医学の産物ではなく、現代医学に先立つものだ。もとは民間療法で、最初に実践したのは農民だった。十八世紀イギリスで乳しぼりの農作業をしていた女たちの顔には、天然痘の後遺症である瘢痕《はんこん》がなかった。なぜかはわからなくても目で見てわかる事実だった。当時のイギリスでは、だれしも人生のどの時点かで天然痘に感染し、生き延びた者の多くは顔に瘢痕を残していた。民間伝承によれば、牛痘にかかって水疱ができているウシの乳しぼりをした女は、一度は腕に水疱ができるもののその後はずっと天然痘にかかることがなく、天然痘が流行したとき患者を近くで看病してもうつされることはない、ということだった。

十八世紀の終盤、ちょうど産業革命の水車が紡績工場の紡錘を回し始めたころ、医者たちは乳しぼり女が経験している牛痘の効果に注目するようになった。[27] 一七七四年に天然痘が大流行したとき、自身はすでに牛痘に感染していたひとりの農夫が民間伝承を試すことにした。牛痘に感染しているウシの水疱に針を刺して膿をとり、それを妻と幼い息子二人の腕に刺したのだ。近隣の農家は震え上がった。農夫の妻の腕は赤く腫れあがって発病したが、やがて完全に回復した。息子二人は軽度の反応しか起こさなかった。息子たちはその後の長い人生で何度も天然痘にさらされ、ときには自分たちの免疫力を試そうと意図的に天然痘患者に近づいたこともあったが、生涯、天然痘になることはなかった。

二十年後、田舎医をしていたエドワード・ジェンナーは、乳しぼり女の手にできた水疱から膿をとり、八歳の少年の腕にすりこんだ。少年は発熱したが発病しなかった。ジェンナーはつぎに、その少年を天然痘に接触させたが、やはり発病しなかった。自信を得たジェンナーは、数十人にその実験を続けた。自分の幼い息子にも試した。やがて、この方法はヴァリオラエ・ヴァクシナエ（variolae vaccinae）として知られるようになる。ジェンナーが牛痘のことをこう呼んでいたからだ。ちなみにヴァッカ（vacca）はウシを意味するラテン語だ。

ジェンナーはワクチン接種が有効であることを示す状況証拠は得ていたが、なぜ有効な

10
予防接種は民間医療だった

のかは知らなかった。彼が生み出した新しい方法は、理論ではなく完全に観察に基づいたものだ。ウイルスの存在が明らかになるのは一世紀も先のことで、天然痘の原因ウイルスがわかるのはさらに先である。当時はまだ麻酔なしで外科手術がおこなわれ、器具が消毒されることもなかった。細菌説が正しいと認められるのは一世紀後、カビからペニシリンが抽出されるまでには一世紀以上待たなければならなかった。

とはいえ、イギリスで農夫が勇気をふりしぼって自分の子に膿を刺した時点でさえ、種痘はとりたてて新しい考え方ではなかった。軽症の天然痘患者から膿を分けてもらって意図的に感染して重症の病気になるのを防ぐという人痘接種は、当時のイギリスでこそ目新しかったが、中国やインドでは何百年も前から知られていた。人痘接種法はアフリカ経由でアメリカにも伝えられた。清教徒の牧師コットン・マザーは、リビア人奴隷オネシムスを使ってその方法を説明した。マザーがオネシムスに天然痘にかかったことがあるかと尋ねると、オネシムスは「イエスでありノーでもある」と答えた。彼は、アフリカ生まれの奴隷の多くがそうだったように、子どものころ天然痘の膿を接種されていた。

マザーはすでに妻と三人の子を麻疹で亡くしていた。一七二一年にボストンで天然痘の流行が始まったとき、彼は地元の医者を説得し、奴隷二人と医者の幼子に人痘接種させた。最初に試した三人が無事だったのを確認した医者は、それから数百人に接種を続けた。接種された者の生存率は、何もしなかった者の生存率をはるかに上回った。マザーは「セーレムの魔女裁判」を正当化する論文を書くほどの、当時の水準からしても狂信的な聖職者で、人痘接種を神からの贈り物だと言って説き勧めた。だが、それは人々の反感を買い、マザーの家には窓から火炎ビンを投げこまれた。いっしょに投げこまれたメッセージには、「コットン・マザー、呪われし者。炎もろとも天然痘を浴びるがいい」と書かれていた。

同じころ、イギリスにも人痘接種が導入された。伝えたのは、トルコでおこなわれていた人痘接種法を六歳の息子と二歳の娘に施したメアリー・ウォートレー・モンタギューだ。彼女はイギリスのトルコ駐在大使の妻で、兄を天然痘で亡くし、自身も天然痘の瘢痕を顔に残していた。同じく天然痘を生き延びたウェールズ王女は、死刑が確定している囚人で人痘接種を試してはどうかと提案した。囚人らは天然痘にかかることなく生き延びただけでなく、実験台となったことと引き換えに釈放された。のちにジョージ二世の妻となったウェールズ王女は、自分の七人の子全員に人痘接種をさせた。

フランス人のヴォルテールがイギリス渡航中に思い巡らせたことを綴った『哲学書簡』が出版された一七三三年の時点で、イギリスでは人痘接種がかなり広まっていたが、フランスではまだ恐れられていた。自身も重症の天然痘になって生き延びたヴォルテールは、もしフランスがイギリスと同時期にこの方法を取り入れていたなら、「一七二三年にパリで天然痘に奪われた二万人の命は奪われずにすんだだろう」と書いた。[28]

ヴォルテールが同書で「種痘について（On Inoculation）」の章を書いたとき、inoculate という英単語にはまだ種痘の意味はなく、芽、胚、接ぎ穂という意味しかなかった。接ぎ穂とは、リンゴ栽培農家が接ぎ木をするとき台木にとりつけるほうの若い茎のことをいう。種痘にはいろいろな方法があった。膿のかさぶたを乾燥・粉砕して鼻から吸いこむ方法もあれば、膿にひたした糸を親指と四本指のあいだの水かき部分に縫いつける方法もあった。イギリスでは、皮膚に斜めに切りこみを入れてめくり上げ、そこから感染物質を挿しこむ方法が主流だった。樹皮に切りこみを入れて若い茎を挿すのと似た方法だ。inoculate という語が種痘の意味として使われるようになったのは、そこに「病気の移植」というメタファーがあったからだ。移植された病気は、身体という台木に病気の実《み》を生《な》らせる。

11 免疫の仕組みをどう説明するか

免疫についての私たちの理解は、専門家でさえメタファーに頼っている。免疫学者は細胞の活動を、解釈やコミュニケーションといった言葉で表現する。どちらも本来は人間にしかできない行為を表す言葉だ。一九八四年、長距離バスで移動していた三人の免疫学者が、人体の細胞が人間の言語のような「合図と記号」の仕組みを使って細胞間コミュニケーションをしている可能性について熱っぽく語り合った。十七時間におよぶバスの旅のお供は、熟成したタレッジョ・チーズとウンベルト・エーコ著『記号論』で、そのバスを降りたとき三人は(一人はイタリア人で、エーコの本の内容を他の二人にざっと伝えることができた)、合図と記号の使用法と解釈法を研究する学問「記号学」をもっとよく知れば、免疫学の研究を強化できるのではないかという結論に達した。

それを受けて設立された「免疫記号学」のカンファレンスがあると聞いたとき、私は、その会合では記号装置のひとつであるメタファーについて盛んに議論しているに違いないと思った。免疫学で使用しているメタファーの分析に関心のある免疫学者のグループをやっと見つけたと、私は胸を躍らせた。残念ながら、そのカンファレンスが発行した文書を読むかぎり、参加者の関心は記号をどう解釈するかという「身体」の反応のほうで、私が期待していた「心」のほうではなかった。とはいえ、免疫学者のフランコ・セラダは「ヒトの心は一億年前にリンパ球が作り上げた記号のロジックを使っているか？」と題する文書の中で、私たちの心は自身の身体から解釈する能力を学んだのではないかと推論している[29]。

カンファレンスに参加した記号学者のトゥーレ・フォン・ユクスキュルは、「免疫学者は自分たちが観察したことを説明するために妙な表現を使わざるをえないようだ」と感想を述べた。記憶、認識、解釈、個性、読み出し、内的概念、自己、非自己といった表現が物理学や化学の分野で使われることはない。「原子や分子には、自己も記憶も個性も内的概念もない。原子や分子は読むことも認識することも何かを解釈することもできない。互いに殺し合うこともない」とユクスキュルは言う。カンファレンスにはユクスキュルのほかに、ウンベルト・エーコをはじめとする記号学者が多数参加していた。彼らの一部からは、身体の細胞は文字どおり解釈という行為に従事しているのかと問う声が上がったが、免疫学者の側は、その可能性は低いと考えていた。

人類学者のエミリー・マーチンは、免疫系を説明するとき身体内の戦争というメタファーを使うことをどう思うかについて、さまざまな科学者に尋ねてみた。[★1] すると何人かは、それはメタファーではない、どう働いているかを表しているにすぎない、と答えた。ある科学者は、戦争のメタファーは気に入らないが、それは単に自分が現在進行中の戦争に反対の立場だからだ、と言った。免疫に対して人々が何を思うかについてマーチンが聞き取り調査をしていたのは、ちょうど湾岸戦争のころだった。免疫系のことを想像するとき軍事防衛のメタファーが入りこむのは避けられない面もあったとマーチンは感じた。

「一般向けの出版物は、身体を侵略軍と防衛軍がぶつかり合う全面戦争の舞台であるかのように描く」とマーチンは言う。そうでなくても私たちは病気といえば戦うものととらえがちで、免疫系にさまざまな軍事的メタファーが使われるのは当然ともいえる。図版入りの本や雑誌記事では、身体は「歩兵細胞」と「武装細胞」からなる部隊に細菌を爆破するための「地雷」を配置させる、というような説明をする。そして、免疫反応そのものは「爆弾のようなもの」と表現される。

しかし、こうした戦争のたとえは、マーチンが聞き取り調査を通じて得た幅広い考え方からすると、ごく一部にすぎない。たとえば、代替医療の施術者たちは一貫して、免疫系を説明するのに戦争のメタファーを使うことに反対する。それ以外の人は——科学者も科学者でない人も——軍事的なメタファーは単に便利だから使っているだけだと答えた。別のメタファーを使おうと思えば使える、と答えた人も多くいた。なかには明白に軍事的なメタファーを使うことに反対する人もいた。ある弁護士は、「引き潮と満ち潮のような、何かの力によって向きが変わる潮流のようなものをイメージする」と答えた。その弁護士は少し考えて、「アンバランスとバランス」と言い直した。この考え方に同調するように、科学者を含む何人かが、身体は好戦的なのではなく、むしろバランスと調和を得ようと努力しているのではないか、と答えた。ともかく、マーチンが聞き取りをした人々が免疫系を想像するときに考案したメタファーは、交響楽団から太陽系、永久運動をする機械、母親による寝ずの番まで、ありとあらゆるものがあった。(30)

免疫系という言葉を初めて使用したのは、一九六七年、免疫学者のニールス・イェルネだった。当時の免疫学は、免疫力は抗体が担うと考える学派と、特殊化した細胞が担うと考える学派に分かれていた。イェルネは系（システム）という語を使うことで、免疫に関与するすべての細胞と抗体と器官をひとまとめにして、二つの学派の融合を図った。免疫力は相互依存するパーツが複雑にからみあったシステムの産物だとするこの包括的な概念は、科学の世界では新しい部類に入る。(31)

それにしても、私たちが免疫系について知っていることはまだまだ少ない。免疫はまず、皮膚で作用する。皮膚には特定の細菌の成長を阻む物質を作る力があり、その奥には炎症を誘導し病原体を捕食する細胞が待ち構えている。消化器系、呼吸器系、泌尿生殖器系の膜組織でも免疫は作用する。膜組織には、病原体をキャッチする粘液や病原体を追い出す繊毛があり、免疫力を持続させるための抗体を作る用意のできている細胞が密集している。膜組織を越えた先には循環器系がある。病原体を脾臓《ひぞう》まで運んだ血液は、そこで濾過《ろか》される。脾臓では抗体も作られる。リンパ系は病原体を体組織からリンパ節へと押し流す。リンパ節でも同じように病原体は各種細胞にとりかこまれて、消化され、排泄される。そして、将来もっと効率的に反応できるようにと記憶に刻まれる。

身体の深部では、骨髄と胸腺が免疫用に特化した細胞を大量に作っている。感染した細胞を破壊する細胞もあれば、病原体を飲みこんでその目印を他の細胞に見えるよう提示する細胞、がんや感染症の兆候を示している細胞を監視する細胞、抗体を作る細胞、抗体を運ぶ細胞がある。これらの細胞はみな、タイプやサブタイプが少しずつ異なり、互いに入り組んだ作用をし、浮遊性分子の活動に一部乗じてコミュニケーションしている。怪我した場所や感染した場所からは化学信号が血流にのって送られ、信号を受けて活性化した細胞は炎症を起こす物質を放出する。そして補助分子が病原体微生物の膜に穴をあけ、病原体の力をそぐ。

赤ん坊は生まれたときに免疫系のすべての構成要素を持っている。赤ん坊の免疫系はうまく働かないこともある――たとえばヒブ細菌のねばねばした被膜を赤ん坊の免疫系は貫通できない――が、臨月に生まれた赤ん坊の免疫系は不完全でも未発達でもない。免疫学者はこの状態を、世間知らず（ナイーブ）だと表現する。感染に反応して抗体を作る機会がまだ訪れていない段階、という意味だ。もちろん、生まれた時点で母体の血液中を循環していた抗体はすでにとりこんでいるし、母乳を通じてさらなる抗体が届けられるが、こうした免疫力は成長するにつれて薄れていく。長く母乳を飲んでいれば持続するものでもない。一方、ワクチンは、乳児の免疫系を安全な自宅で鍛える家庭教師のようなものだ。まだ出会ったことのない病原体をあらかじめ覚えておくよう、家の中で予習させておくのだ。ワクチン接種をしてもしなくても、生後一年間は免疫系が急ピッチで学習する期間となる。乳児が年がら年じゅう鼻水を垂らしたり熱を出したりしているのは、免疫系が微生物の見分け方を学んでいるしるしだ。

私が免疫の基本メカニズムを学びたいと言うと、ある免疫学教授が喫茶店で二時間にわたって説明をしてくれた。彼はその二時間、一度も軍事的なメタファーを使わず身体の働きを言い表した。というより、彼は食事や教育のメタファーを多用した。病原体を「食べる」あるいは「消化する」、他の細胞を「指導する」といったぐあいだ。何かが殺されたり壊されたりする話のときは、死、あるいは破壊という直接的な言葉を使った。他の細胞を破壊する能力を持つ白血球の種類は、専門用語でナチュラルキラー細胞と呼ぶ、と彼はさらりと語った。

その後、私はその教授が担当する免疫学の連続講義を受講した。私は先天免疫と獲得免疫の違いを学び、NLRやPAMP、APCといった略語の洪水におぼれそうになりながら必死で授業についていくうち、免疫系の細胞が生き生きとした暮らしを送っていることに気づいた。免疫細胞はキスし、世間知らずで、食べ、排泄し、表現し、励まされ、指導され、プレゼンテーションをし、成熟し、記憶を得る。詩を教えている大学教授の友人にその話をすると、「うちの学生たちと同じね」と言われた。

この連続講義の中で何かしら物語的なものが出てきたら、それは共進化してきたヒト免疫系と病原体が相互に繰り広げる戯曲と見ていい。この戯曲はときに、交戦状態のように描かれることもある。だがその舞台は、アパッチ・ヘリコプターや無人ドローンが飛び交う戦場ではなく、むしろ知性の対戦場だ。「そこではウイルスのほうが賢い」と、講座を担当した免疫学教授は言う。「それに創意工夫もしている。ウイルスは私たちに対抗するため独自の作戦を持っている」。彼の物言いからは、私たちの身体とウイルスは、いずれ死ぬべき運命のチェス盤に閉じこめられた状態で知性を競い合っている――そんな光景が頭に浮かんだ。

★1――スーザン・ソンタグは『エイズとその隠喩』の中で、「身体は戦場ではない」と書いた。彼女は、有害なメタファーは自身の身体の理解をゆがめると主張する。すべてのメタファーが病気を誤解させたり貶めたりするわけではないが、軍事的メタファーはとりわけ有害だ、とソンタグは論じる。「軍事的メタファーは、過剰に武装し、過剰に表現を盛り、何が何でも病気を締め出し烙印を押そうとしてくる。そんなメタファーは私たちに必要ない」と彼女は書く。

12 真夜中に救急治療室に駆けこむ

私はお天気のいいときはほぼ毎日、ミシガン湖沿いを北に向かって歩く。その散歩コースは大きな墓地の横を通る。ある盛夏の朝、息子がベビーカーを降りたいとむずかり出したので、進路を変更し、鉄門を開いて墓地の中に入った。そこなら木の陰になった小道で息子を自由に歩かせることができるからだ。「ハーイ」と息子は大きな声を出し、墓地の中のだれもいない空間に向かって手を振った。その後も「ハーイ」と言い続けて小道をよちよちと歩き、何もないところに笑いかけて手を振る。息子はそれまで人間以外のものに「ハーイ」と言ったことがなかったのを思い出し、私は膝をついて息子と同じ目の高さでながめてみた。すると、視線の先に墓標のドアが見えた。「あれ、なに?」と聞かれて、私はぞくっとした。息子がいきなり駆け出したので私も追ったが、御影石のオベリスクの前で足を止めた。オベリスクには大文字で「ウィリー」というファーストネームが刻まれていた。別の石にはファミリーネームもあった。ウィリーは一八八八年に八歳で亡くなっていた。

「ハーイ」と息子は言って、さらに数フィート先に進んだ。「ハーイ」ともう一度言って、立ち止まると、その正面に大理石でできた少年の像があった。その少年は赤ちゃんのようなふっくらしたほおをしており、中景を見つめる大理石の目は毅然としていた。足元にあった擦り切れた石から、少年の名がジョージーであること、一八九一年に九歳で亡くなったことがわかった。息子が少年の像に向かって手を伸ばしたとき、私は思わず息子の手首をつかみ、「だめよ、触っちゃだめ」と言った。あのとき私を怖がらせたものは何だったのか、いまもよくわからない。大理石の少年に触っただけで息子に死が乗り移るとでも思ったのだろうか？

私は父に墓地での話をした。そこはシカゴでかなり古くからある墓地だったが、五歳と十歳、そして多数の十代の子どもの墓は見かけるのに、なぜか赤ん坊の墓がひとつもなかった。父は、十九世紀に死んだ乳幼児は数が多すぎて、墓に埋めるという通常の手順を踏まなかったのではないか、と言った。その後、私は一九〇〇年生まれの十人に一人が一歳の誕生日を迎える前に亡くなっていたことを知る。私がそれを知ったのは、ワクチンの副作用についての報告書を読んだときだ。その報告書は、子は大人になるまで生きるものという前提は、ごく最近の話でしかないと結んでいた。★1(32)

息子が私の手の届かない距離のところで初めて寝た夜、私はベビーモニターを耳に押しつけるようにして眠りについた。途中でモニターの電池が切れてビープ音がなり、飛び起きた。息子はすやすや寝ていた。ベビーベッドは私のベッドから十二フィートしか離れておらず、部屋を隔てるドアは開けっ放しにしてあったので、モニターなどなくても息子が泣いたら聞こえるはずだったが、私は息子が呼吸する音を聞きたかった。度のすぎた自己満足であることはわかっていたが、そうしたい気持ちを抑えらえなかった。息子の息が聞けるかと期待してボリュームを上げると、モニターは不明瞭な雑音からなる別世界の音を発した。低いつぶやきのような音、カチッ、ドスンという音、何かがぶつかったような音が聞こえるたびに、私はとなりの部屋を見に行き、何もないことを確認した。モニターはたまに電話の会話を拾い、会話が一瞬、鮮明に聞こえることもあった。私はよく、泣き声を聞いたような気がして夜中に目を覚まし、完全に目が覚めたとたんにその音が霧散するという経験をした。そしてこの出来事は、毎晩決まった時間に起こることに気がついた。ちょうど、オヘア空港に着陸するジェット機が湖の上を低空飛行する時間だった。私の就

12
真夜中に救急治療室に駆けこむ

寝中の脳は無意識に特定の周波数を拾っていたようだ。それはジェット機のエンジン音とベビーモニターの雑音の組み合わせが作り出す、赤ん坊の泣き声に似た周波数なのだろう。音楽家をしている友人は私がこの話をすると、サイコ・アコースティックだね、と言った。

結局、私はベビーモニターを使うのをやめた。自分でも何を聞いているのかわからないことを認めたからだ。もちろん、聞き耳を立てることは続けた。息子が二歳になったばかりのある夜、私がベッドに入ってすぐに、となりの部屋から変な音が聞こえた。そのころの私は、すでにジェット機のエンジン音を泣き声と混同することはなくなっていたが、それでもときどき、泣き声が聞こえたような気がして飛び起きていた。たぶん中庭にいる犬がたてた音か、上階の人が椅子を引きずった音だったのだろう。だが、その夜の音は、それまで感知した音とは明らかに違った。なぜなら同じ音が二度聞こえ、その後、長い静けさがあったからだ。私は息子の部屋のドアのところに立ち、耳を傾けた。息子は眠っている、とそのときは思った。

部屋の中はいつもどおり暗く静かだった。だが、息子はベッドの上に体を起こして座っていた。顔に涙を流し、口を大きく開けて、無言で息を切らしていた。息子の肩を抱くと、のどから哀れな細い息が絞り出されているのが聞こえた。息子を膝の上に乗せ、ハイムリック法を試した。この方法は私が子どもだったときには効き目があったが、このときは効果がないどころか、息子はますます怯え、体を震わせるようになった。夫もベッドから起き出してきて、息子の背中をさすったが、落ち着かないとわかると息子を抱え上げ、ドアを走り抜けてまっすぐ病院に向かった。

十分後、救急治療室に駆けこんで、息子の口を私の耳に当てながら「呼吸がおかしいんです」と訴えたが、トリアージ担当の看護師は動じなかった。「喘鳴《ぜいめい》でしょう」と、看護師はコンピュータの画面を見たまま言った。あとで知ったことだが、喘鳴とはぜーぜーという甲高い音で、これが起こるときは気道がふさがれていることを意味する。だが、看護師が診ると息子の顔色はよく、驚いたことに呼吸も改善していた。外に連れ出して冷たい夜風にあたったからだ。医者が来ると、息子は私が家で聞いたような奇妙な吠えるような咳をした。「よくある咳です」と医者は明るい声で言った。「目をつぶっていても診断できるケースです」。クループだった。ウイルス感染でのどが腫れる症状だ。クループは、子どもの気道のサイズによって軽症にも重症にもなり、特徴的な咳を出す。喘鳴や呼吸困難を引き起こすこともある。「中程度に重症」と医者は判断したが、これはクループの典型例で、よちよち歩きを始めたころの幼児に、夜中にとつぜん発生する。ベッドに入った時点では何の問題もない。クループへの伝統的な対処法は冷たい風にあてることだという。それでのどの腫れが引いて、病院に着くころには息子の喘鳴が改善していたらしい。

12
真夜中に救急治療室に駆けこむ

昨夜はたまたま遅くまで起きていたからよかったのですが、いつもと同じ時間に寝ていたら、喘鳴に先立つ二つの小さな咳を聞き逃したかもしれませんし、息子が呼吸できない状態でいることも見つけられなかったかもしれません、と私は医者に話した。そうしたら息子を死なせていたかもしれません、という最後の部分はあえて口に出さなかったが、医者は察してくれた。大丈夫です。ご心配になる気持ちはよくわかりますが、生きるのに必要な空気はちゃんと確保できています。もちろん喘鳴を起こしているときお母さんがそばにいなければ、お子さんにとっては不安で怖いでしょうけれど、朝までに死ぬようなことはありません。

数日後、顔なじみの母親に出くわした。彼女とは、屋外で遊ぶには寒すぎる日に公園の体育館で子どもを遊ばせているとき、よく会っていた。若いお母さんで、いつもは疲れ知らずなのに、その日は疲れた顔をしていた。彼女の娘がクループで、ここ数日、夜じゅう咳をしているという。同じ体育館でよく見かける別の少年も、一週間以上具合が悪いらしい。体育館で遊んでいた小さな子のほとんどがウイルス感染していたと、私はあとから知ることになる。

母親たちは、子どものクループの咳が止まらず、吐き気がしたり実際に吐いたりするほどひどくなったと口々に言った。夜じゅう咳が出るので眠ることもできず、咳が苦しくて泣くと、それがまた咳を誘発する悪循環になっているという。一方、私の息子は二日ほど具合が悪かったが、救急治療室で手当てを受けたあとは咳をすることもなく、喘鳴も起こらなかった。息子はクループから比較的早く回復したが、私のほうは引きずった。息子をふたたびとなりの部屋で寝かせた夜、私はまたベビーモニターを耳に押し当てた。眠りの浅い日が数か月続いた。

クループってどこから来た言葉なんだろうね、と夫が尋ねた。この言葉には子どもが昔から苦しんでいるような古風な響きがある、と彼は言った。調べてみると、クループの語源は咳の音そのもので、この言葉の定義のひとつに、頻繁に出没する幽霊というのが含まれていた。クループの説明には、「小児の喉頭《こうとう》および気管の炎症性疾患。奇妙な甲高い咳を特徴とする。高い頻度で短期間に命取りとなる」とあった。そうそう、短期間に命取りになるという可能性があったから、私は眠れない夜を過ごしたのだった。オックスフォード英語辞典のオンライン版を見ると、一七六五〜一八六六年の用例と共に、ホメロスの詩を含む古代ギリシャから二十世紀までの文献に使われた、クループという言葉で表される症状が多岐にわたって載っていた。高い頻度で短期的に命取りになるという種類のクループは、ジフテリアが引き起こすものだったようだ。ちなみにアメリカでは、一九三〇年代にジフテリアワクチンが導入されてからジフテリアは実質的に消滅している。息子が感染したのはウイルス性のクループで、フランスではかつて、ジフテリアによるクループとは別物という意味で偽クループと呼ばれていた。ジフテリアは感染した小児の二十パーセントを死なせるが、偽クループが命を奪うことはめったにない。

その春、友人の一人が「抗生物質もワクチンも、どちらもタイムトラベルのようだ」と書いてよこした。「過去に飛べば未来に起こる大惨事を予防できるけれど、そのために未来をどんなふうに変えてしまったかを知ることはできない。私は赤ちゃんを愛してる。いまの私に見えている惨事を防ぐために、私は過去に飛んだ（ワクチン接種させた）けれど、その時点で、私に見えていない別の惨事のリスクを引き受けた」。ちなみに、これを書いた友人はサイエンス・フィクションの詩を書く作家だ。彼女が何を下敷きにこの文章を書いたのか、私はすぐにぴんと来た。私は『スター・トレック』の、何年も前に破壊されていたはずの宇宙船エンタープライズが、時空の裂け目を旅して突如、現れるという話を知っていた。探検を目的とする平和な船だったエンタープライズは、時空の裂け目から現れたとき交戦中の戦艦になっていた。新しい現実が歴史の現実を即座に書き換えてしまったからだが、時空についての特別な感覚を有する女性乗組員だけが、何かがおかしいと察知する。船には子どもたちがいる、子どもたちが戦争に行くはずはない、と女性乗組員は艦長に説明した。過去からやってきた宇宙船を過去に戻して歴史の事実にゆだねれば、この目の前にある戦争を防ぐことができる。そのことを理解した艦長は宇宙船を過去に戻し、歴史の事実どおりに宇宙船は破壊される。

子育ては毎日がタイムトラベルだ。何かをしようと決めるとき、私の心は未来に飛んで、私の決断が子どもの将来にどんな得やどんな損を与えるだろうかと考える。私は息子を保育園に通わせることにした。おかげで息子は「菌」と「規則」について学んだ。だが、もしあんなに小さいうちから手を洗う習慣や列に並ぶルールを教えられていなかったら、あの子はいまごろどうなっていただろう。たとえ私が何もしなかった場合でも、未来は決定的に変わることに私は気づいていた。何もしなかったときの先に続く道は、何かをした場合の先に続く道とは永遠に分かれてしまうからだ。

息子がクループを患った数日間、私は夜のほとんどを息子の横で座って過ごした。少しでも呼吸が楽になるようにと、寝ている息子の上半身をまっすぐ立たせるよう私が支えた。それ以外に私にできることは何もなかった。私は時空の裂け目を通って過去にタイムトラベルし、百年前の母親たちが経験したであろうことを想像してみた。偽クループがジフテリアによるクループと間違われやすかった時代に、彼女らの恐怖心はどれほどだっただろう。ダニエル・デフォー著『ペストの記憶』に出てくる、子を亡くしたあとに死んだとされる母親たちのことも想像してみた。母親たちの死因はペストではなく、悲しみだった。

★1――出典は「ワクチンの有害事象、エビデンスと因果関係」で、アメリカでは一九〇〇年に生まれた千人の赤ん坊のうち、百人が一歳の誕生日より前に死亡し、五歳になるまでにさらに五人が死亡したと書かれていた。二〇〇七年には、一歳の誕生日までに死ぬ赤ん坊は千人のうち七人未満にまで減り、五歳までに死ぬのはたった〇・二九人である。「小児と成人を殺すほど重い病気は生き残った者にも何らかの障害を残す。死亡率が下がったということは、病気の後遺症で重症の障害を負う機会も下がったことを意味する」と同報告書は論じている。

13 女の医療史と科学不信

ヴォルテールは一七三三年、祖国のフランス人に向けて「チェルケス人は有史以前から子に天然痘を植えている。生後六か月以内に赤子の腕に切り傷を入れ、別の子の体にできた膿疱を取り出して切り傷にすりこむ」と書いた。子に種痘をするのはもっぱら女たちだというのに、コンスタンチノープル駐在フランス大使の夫人がその方法をまだパリに伝えていないことを、ヴォルテールは嘆いた。「チェルケスの女たちが、このいかにも奇異な習慣を取り入れるに至った動機は世界共通の、わが子を守りたいという母の愛だ」

当時、医療に相当するものは基本的に女の領域にあったものの、女治療師による伝統的な施術法は、医者や教会からかなりの圧力をかけられていた。産婆や賢女が避妊法を教えたり分娩の除痛を助けたりすれば、それだけで有罪とされ、焼き殺された。こうした魔女狩りは、十五世紀から十八世紀にヨーロッパのあちこちでおこなわれた。カトリック教会の公式魔女狩りガイドによれば、産婆は「よい魔女」に分類されていた。治療を施すだけで害を与えないという意味だ。それでも魔女であることには変わりがなかった。

女たちが病人を癒す能力を怪しまれ、処刑される一方で、ヨーロッパの大学でプラトンやアリストテレスを学んだだけの医者は、人体については無知同然だった。当時の医者は実験や訓練をせず、現在で言うところの科学者ではなかった。自身が施す治療法を支える実証データを持たず、その治療法というのも迷信に毛が生えたようなものだった。賢女とて迷信の影響を受けないわけではなかったが、それでも中世初期には麦角を使って陣痛を速めたり、ベラドンナで流産を防いだりと、実証に基づく対応をしていた。ビンゲン（現ドイツ）の聖人ヒルデガルドは、二百十三種類の薬草の薬効を目録化した。聖職者でない女たちも、有効な鎮痛剤や抗炎症剤の作り方を知っていた。その間、大学出の医者はといえば、歯痛の治療と称して患者のあごに祈りの文章を書いていた。

アメリカ医学の父とも呼ばれるベンジャミン・ラッシュは、患者に過激な治療をすることで有名だった。バーバラ・エーレンライクとディアドリー・イングリッシュはその治療を「トランシルヴァニア風の行き過ぎた行為」と呼んでいる。十八世紀後期から十九世紀初期にかけて、患者は失神するまで血を抜かれ、水銀を飲まされ、辛子入りの軟膏を塗られた。医学校は女性の入学を認めておらず、医者は家庭内の私的な治療をときに強く批判した。しかし医者のほうも、治療技術をいわゆる定型化した商品にするのがむずかしいことに気づいていく。待つ、見守るという賢明な行為は「売る」ことができない。はたから見れば何もしていないのと同じだからだ。エーレンライクとイングリッシュは、市場競争が、瀉血のような危険な治療法に大きく依存する「ヒロイック・メディシン」を駆り立てたと見ている。ヒロイック・メディシンの目的は、患者が支払う金に比例する対処法——数量的に示すことが可能で、できれば劇的に見せることが可能なもの——を提供することだった。実際、それを実践していたラッシュは、患者を治すより殺すほうが多かったと非難されている。[★1][33]

　出産は、医者が女たちから奪いつつあった医療行為で最後に残された領域のひとつだった。男が出産に立ち会うことがまだはばかられていた時代に、産科医は、産婆を無知で不潔で危険だとする宣伝活動を通じて自らの市場価値を高めようとした。十九世紀、都会に暮らす貧しい女たちは慈善病院で無料で出産し、金持ちの女は自宅で出産していた。出産の場が病院に移ると妊産婦の死亡率が急上昇した。診察のたびに手洗いをしない医者を通じて産褥熱《さんじょくねつ》（分娩後に起こる発熱を伴う敗血症）が広まったからだ。だが、医者は産褥熱の原因を、タイトなペチコートあるいは、妊婦の心の弱さや愚かさのせいにした。[34]

二十世紀になると心理学者が登場し、子を溺愛する母親を精神分裂症だとして責めるようになった。一九七三年以前は精神疾患に分類されていた同性愛は、子を甘やかして育てる不安感の強い母親が原因だとされた。一九五〇年代には、自閉症の原因は母親が冷淡で子に愛情深い接し方をしないからだという「冷蔵庫マザー仮説」が流行した。心理療法士のジャナ・マラマッド・スミスによれば、現在でも、細菌説で説明できないとき母親の関与がとりざたされるという。「ウイルスのせいでも細菌のせいでもなければ、母親のせいにされる」とスミスは冗談まじりに言う[35]。

一九九八年、イギリスの胃腸科専門医アンドリュー・ウェイクフィールドが、自閉症の原因を母親ではなく製薬会社だとする仮説を提唱した。『ランセット』誌に掲載されたのは（現在、この論文は撤回されている）、十二人の子どもの症例研究だった。宣伝ビデオと記者会見までついており、そこでウェイクフィールドは、以前からワクチンの安全性を疑っていた親たちの不安を正当化するような発表をした。ウェイクフィールドの論文は、MMRワクチン（麻疹、おたふく風邪、風疹の三種混合ワクチン）が自閉症の症状を含む行動症状にどうやら関連がありそうだと推測するものだった[36]。この論文が世間に知れるや、麻疹のワクチン接種率が急激に落ちた。論文そのものは「麻疹ワクチン、おたふく風邪ワクチン、風疹ワクチンと、前述した症状の関連性については我々は検証していない」としか言及しておらず、この初期データをもとにさらなる研究が必要だと留保されていたにもかかわらずである。

その後二十年におこなわれた研究に次ぐ研究は、どれもMMRワクチンと自閉症の関連を見出せなかった。ウェイクフィールドの仮説に共感していた研究者たちでさえ、データを再現することができなかった。二〇〇四年、ある調査報道ジャーナリストが、ワクチン製造会社を訴える裁判を担当する弁護士がウェイクフィールドに金を支払っていたことを突き止めた。[★2] 二〇〇七年には、イギリスの医事委員会がウェイクフィールドの研究倫理調査に乗り出し、その行為を「無責任で不誠実」と結論づけた。ウェイクフィールドの研究は必要のない侵襲処置を小児に施したうえ、「何度も医学研究の基本原則に違反した」ことを確認したのである。ウェイクフィールドはイギリスでの医師免許を剥奪されたが、その時点ですでにアメリカに移住していた。医事委員会の判決についてウェイクフィールドは、「反対意見を封じるための常套手段だ」と語った。「私はワクチンに対する親たちの懸念にあえて耳を傾けようとしただけなのに、研究を弾圧された」と彼は主張した。(37)

医学史にそれほど詳しくない女性でも、その歴史をごく簡単に眺めただけで気づくことがある。それは、過去二百年に科学として見られてきたことのかなりの部分が、じつは科学的ではないことだ。とりわけ女性に関する領域で、科学的検証がまともにされていなかったり、古くて役に立たない情報が支配者側にとって都合のいい考え方の根拠に使われ続けたりしていることが多い。細菌説で説明できなければ母親のせいにされるというのもその典型で、世の中なんてどうせそんなものだという空気が女たちのあいだに漂っていたところに登場したウェイクフィールドの仮説は、冷蔵庫マザー仮説の亡霊につきまとわれていた母親たちの心をつかんだ。不正であることがすでに決着のついているウェイクフィールドの研究を、いまだに引き合いに出してワクチンが自閉症を引き起こすと主張する人は、ざっと二つのパターンに分けられる。その人が、単にこの件についてよく知らないか科学的な検証まで考えが及ばなかったというのなら、まあ仕方がないかもしれない。しかし、ただ「自分が信じたいと思える考え方」を探していて、都合よく見つけたからこれ幸いと使っているというのであれば、非難されるべきだろう。

ワクチンには重い副作用があるはずだという思いこみは、私たちが長年にわたって知っていること──何かを治すものは害になる可能性があること、科学全体はいつも前進しているわけではないこと──と無関係ではない。「女たちは、自然科学から得られた知識が女性の解放ではなく支配に使われてきたことを知っている」と、ダナ・ハラウェイは書いている。それを知っているから、女たちは「科学的な」という形容詞のついたエビデンスを簡単には信じない。その反動で、科学的知見の重要性や適切な使い方を過小評価してしまうこともある。だが、科学は女たちにとっても必要だ、とハラウェイは意見する。社会的支配の上に立った科学でないかぎり、科学は女性の解放につながるからだ。

★1——女性と医療の歴史についての情報および私の考えの多くは、バーバラ・エーレンライクとディアドリー・イングリッシュ共著『女による女への助言』(*For Her Own Good*) から得た。同著者共著の前作『魔女、産婆、看護婦——女性医療化の歴史』(長瀬久子訳、法政大学出版局、一九九六年/二〇一五年) にも頼った。この本の第二版の冒頭で、歴史家ジョン・デモスの文章が引用されている。デモスは植民地時代のニューイングランドにおいて魔女裁判にかけられた女性の四分の一から三分の一は、女治療師か産婆だったと考えている。「このことが示すのは、病気を治す能力と危害を与える能力は表裏一体だということで、それは現在も変わらない」とデモスは書いている。

★2——このジャーナリストとは、ブライアン・ディアーのことである。リチャード・バール法律事務所がウェイクフィールドに支払った総額は八十万ドルだった。同法律事務所は訴訟に使う証拠を得ようと、ワクチンと自閉症の関連性を調べている医者や科学者に一千万ドルをばらまいた。ポール・オフィットは著書『自閉症の誤った予言』(*Autism's False Prophets*) の中で、その金の行方を詳述している。まず、ウェイクフィールドが使っていた試料検査会社ユニジェネティック・リミテッドに百万ドル強が流れた。

ウェイクフィールドの研究に基づいてイギリスのワクチン政策を変更するよう主張した病理学者のケニス・エイトケンは、四十万ドル受けとった。ウェイクフィールドの仮説を支持した神経学者のマルセル・キンズボーンは、八十万ドル受けとった。

14 穢《けが》れてしまった、穢れてしまった

天然痘にまつわる昔の文献を読むときに、「不潔」という単語を目にしないことはない。十九世紀に天然痘は不潔さが招く病気だと広く信じられていた。それはすなわち、貧しい人の病気だと理解されていたことを意味する。「不潔説」は多数の伝染病の原因を、糞便や腐敗物の臭気を含む「悪い空気」だとしていた。都市貧困層の衛生状態は中流層にも危機感を抱かせ、中流層はスラム街の方角から風が吹いてくると窓を閉めた。不潔さは、病気の原因のみならず不品行の原因でもあると考えられていた。(38)『ドラキュラ』に登場するヒロインは、吸血鬼に噛みつかれたとわかったとき「穢《けが》れてしまった、穢れてしまった」と言って泣いた。ヒロインは、身体のみならず魂までもが永遠に変えられてしまったことを嘆いたのだ。

14
穢れてしまった、穢れてしまった

不潔説はやがて、伝染の本質が理解されるとともに細菌説にとってかわられた。とはいえ、不潔説は完全に間違いだったわけでも役に立たない説だったわけでもない。街路を走る汚水は、たしかに病気を拡散していた。天然痘は別として、不潔説に基づいた衛生改革の施策がコレラやチフス、ペストの発生を激減させたのも事実だ。衛生改革の最たるもののひとつに、清潔な飲料水の供給がある。たとえばシカゴでは、シカゴ川の流れを変えたことにより、川に放出された下水が飲料水源のミシガン湖に直接流れこむことがなくなり、市民の健康は大いに改善された。

川の流れが変えられてから月日は流れ、ミシガン湖の湖岸で私が出会う母親たちは不潔さのことはあまり気にしていない。私たちのほとんどは、子どもが泥遊びをするのはむしろいいことだと思っている。だが、公園の芝生を心配する母親はいる。有毒な化学薬品で処理されているのではないかと心配しているのだ。不潔さや細菌ではなく毒素を不健康の原因とする考え方は、私のような人々のあいだで広まっている。私たちが心配する毒素は、残留農薬から高果糖コーンシロップまで多岐にわたる。とりわけ缶詰の内張りに使われているビスフェノール、シャンプーに含まれるフタル酸エステル、ソファやマットレスに入っている塩素加工トリスに私たちは疑いの目を向けている。

私は妊娠前からすでに多少の「直感毒物学」を実践していたが、息子が生まれてからは頭のてっぺんから足のつま先まで直感毒物学者になってしまった。子が母乳だけを飲んでいるうちは、閉じて守られた世界にいるという錯覚を楽しめた。農薬も人工甘味料も私の大事な赤ちゃんには届かない、と思いこむことができた。穢れなき身体という幻想にあまりにとらわれていたせいで、息子がはじめて水を飲んだとき、私は心の中で思わず「穢れてしまった、穢れてしまった」と叫んだほどだ。

あるボルティモア在住の母親が、幼いとき白血病になった自分の息子について、「あの子はあまりに清純だったから」と語ったそうだ。(39) その母親は息子の白血病をワクチンに含まれる汚染物質のせいだと考えており、息子にワクチン接種させた自分自身を責めていた。ワクチンに含まれるホルムアルデヒドががんを引き起こすのではないかという不安は、水銀やアルミニウムに対する不安と似ている。ワクチンに含まれるのはほんのわずかな量で、しかも同じ物質に接する別の機会と比べればはるかに少ない量であるにもかかわらず、不安が過剰にあおられるのだ。ホルムアルデヒドは自動車の排気ガスやタバコの煙、紙袋やペーパータオルにも含まれている。ガスストーブや暖炉からも放出されている。不活性ウイルスを使ったワクチンには微量のホルムアルデヒドが含まれることが多い。だが、ホルムアルデヒドという言葉から瓶づめにされたカエルの死体を連想する人にとっては不安の元にしかない。ホルムアルデヒドは高濃度ならたしかに有毒だが、もともとは私たちの身体の産物で、代謝作用に欠かせない物質だ。私たちの身体内ですでに循環しているホルムアルデヒドの量は、ワクチン接種を通じて入ってくるホルムアルデヒドの量とは比較にならないほど多い。

水銀に関しても、子どもは周囲の環境から多くの水銀を体内に取りこんでいる。ワクチンのアジュバント（免疫反応促進剤）に使われることのあるアルミニウムも同じだ。アルミニウムは果物やシリアルなど多くの食品に含まれている。母乳にも入っている。そう、私たちの母乳は周囲の環境と同程度に汚染されているのである。母乳の成分を分析すると、塗料の溶剤、ドライクリーニング液、燃焼抑制剤、農薬、ロケット燃料までもが検出される。「こうした化学物質は検出されてもごく微量だ」とジャーナリストのフローレンス・ウィリアムズは指摘する。「だが、もしスーパーマーケットでヒトの母乳が販売されたとすると、その商品の一部から、アメリカの安全基準を超えるＤＤＴ残留物とＰＣＢが見つかるだろう[40]」

「毒素」という言葉を燃焼抑制剤やパラベンといった文脈でしか耳にしない環境で育ってきた人は、この言葉の定義を知って驚くかもしれない。この言葉は、現代でこそ人工的に作られた物質を指して使われることが多いが、本来は生物が生きるために作り出す物質を指す。たとえば百日咳毒素は肺に損傷を与え、その毒素を作り出していた細菌を抗生物質で殺したあとも、数か月にわたりぜーぜーという咳を長引かせる。ジフテリア毒素は重度の臓器不全を引き起こす危険性を有しており、破傷風は致死的な神経毒素を作り出す。ワクチンは、これらの毒素から守ってくれるという点でも有効だ。

トキソイドとは、無毒化した変性毒素のことをいう。ワクチンの分類群にトキソイドと呼ばれるものが存在することは、毒素と変性毒素の区別がついていない母親たちを不安にさせる。消費者保護活動家のバーバラ・ロー・フィッシャーは、つねに不安な母親の側に立ち、ワクチンを「未知の毒性を有する生物製剤」と呼び、非毒性保存料の使用や「ワクチン添加物全般の毒性」および「潜在的な毒性累積効果」について研究が不十分だと訴える。[41] だが彼女が毒性という言葉を使うとき、その定義はまったくもって定まっていない。ワクチンの生物製剤成分と添加物を区別せず、毒性累積効果について語るときもワクチンと環境全体を分けて考えていない。[★1]

こうした状況を見ていて、毒性への不安というのは古くからある不安を新しい名前に置き換えただけなのだと私は気づいた。かつて「不潔」という言葉に道徳の堕落と肉体の腐敗の意味が含まれていたように、いまの「毒性」という言葉には工業化社会の人工的なものへの嫌悪が含まれている。[★2] 私はなにも環境汚染全般に対する不安が不当だと言うつもりはない。不潔説がそうだったように、毒性説も既存の社会に潜在する正当な危険性と結びついている。だが、現在の毒性に対する見方は過去の不潔に対する見方と共通する部分がある。どちらにも、個人的に清らかであれば自身の健康を保てるはずだというメッセージが隠れている。そのために、不潔説の時代の人々は自宅にこもって厚いカーテンやシャッターで窓をふさぎ、スラム街からのにおいと貧困問題を遮断した。現在の私たちは、ボトル入り浄水、空気清浄機、オーガニック食品を買う。

清らかさ、とりわけ身体の清らかさは、二十世紀に顕在化したいくつかの社会悪の背景にあった無邪気なコンセプトのように思える。身体の清らかさへの憧憬は優生学を牽引し、失明者や黒人、貧者の女性を不妊手術させる動きにつながった。奴隷解放から一世紀以上たっても残存していた異人種間婚姻に関する法律や、最近になってやっと違憲であることが宣言されたソドミー法なども、その背景にあったのは身体の清らかさに対する執着だ。想像上の清らかさを追い求めることは、人間同士の分断という大きな犠牲を伴う。

臍帯血や母乳に含まれる広範な化学物質が子どもの将来の健康にどんな影響を与えるか、私たちはまだ正確に知らない。しかし、少なくとも、私たちの身体は生誕直後でさえ、周囲の環境と同程度に不潔であることはわかっている。私たちはすでに汚れている。私たちの体を構成するヒト細胞の数よりも、腸内に住む微生物の数のほうがはるかに多いこともわかっている。私たちは、細菌だらけ、化学物質だらけの中で生きている。地球上のあらゆるものとつながっているのだ。そしてもちろん、人間同士もつながっている。

★1――バーバラ・ロー・フィッシャーは全国ワクチン情報センター（ＮＶＩＣ）の代表だが、この団体はその名称から連想されるような政府機関とは何の関係もない。ジャーナリストのマイケル・スペクターはこの団体について、「子どもにワクチン接種させようという政府の努力にあらゆる点から反対することで成り立っている」と書いている。二〇一一年の春、タイムズスクエアに設置されたＣＢＳテレビの巨大スクリーンに映し出された広告には、女性が赤ん坊をあやしている映像の横に「ワクチンのリスクを知ろう」との文字があった。その後、自由の女神の画像に重なるように「ワクチン接種」の文字が現れ、「あなたの健康、あなたの家族、あなたの選択」という標語が出る。この広告が流れているあいだずっと提示されていたＮＶＩＣのロゴとウェブサイトのアドレスが、やがて画面全体を埋め尽くす。

ＮＶＩＣのウェブサイトにまとめられている資料は、ワクチンがさまざまな病気、とりわけ自閉症と糖尿病を引き起こすことを示唆している。医者でジャーナリストのラフル・パリークは、「ワクチンについてのＮＶＩＣの主張を額面どおりに受けとるのは、喫煙は肺がんの原因にはならないというジョー・キャメルの主張を信じるのと同じだ」と言う。この類比はぱっと見には適切でないように思えるかもしれない。反ワクチン活動家は何かを売ろうとしているわけではないからだ。しかし、不安をあおるのは何かを売るときの常套手段で、タイムズスクエアに大がかりな広告を出すこと自体、ワクチンへの不安を広めることでだれかが得をすると考えていい。広告には、共同スポンサーである医者のジョセフ・メルコーラのウェブサイトアドレスが、すべてのコマに埋めこまれていた。

メルコーラはシカゴ郊外でメルコーラ・ナチュラル・ヘルス・センターを運営している。彼はもう患者を診ておらず、二〇〇六年以降はもっぱら自身のウェブサイトで、水のフッ素添加物、歯の詰め物の金属アマルガム、ワクチンの危険性を訴える記事を出すことに専念している。それにとどまらず、詳しくない分野にまであちこち手を出して、エイズの原因はＨＩＶではないという説まで記事にしている始末だ。このウェブサイトは月におよそ百九十万のビューワー数を集めているが、ブライアン・スミスは「ドクター・メルコーラは夢想家か、偽医者か？」という記事を出している。このウェブサイトで購入できる商品は、日焼け用ベッドから空気清浄機、ビタミン、サプリメントまで多岐にわたる。このウェブサイトとメルコーラ有限会社は二〇一〇年に推定七百万ドルの収益を上げ、二〇一一年にメルコーラはＮＶＩＣを含む多数の組織に百万ドルの寄付をした。

★2——自身のスタンスを反ワクチンではなく「反毒性」だと主張するジェニー・マッカーシーは、二〇〇八年にワシントンＤＣで、「緑のワクチン」をテーマにデモ行進した。そのデモとスローガンを、医師のデイヴィッド・ゴルスキは「すばらしくオーウェル風だ」と皮肉った。中身のない様式だけの抵抗という意味だ。マッカーシーは環境保護主義者の活動に携わることなく環境保護主義の美辞麗句だけを真似しているにすぎない、とゴルスキは言う。イギリスでの初期の反種痘運動が、奴隷解放のための活動にかかわることなく奴隷制度廃止の美辞麗句を借用していたのと同じである。

15 他人《ひと》の血をもらい、人の手に触れられて生きる

息子が生まれてしばらくしたころ、三月の風が湖面と私たちのアパートの中を吹き抜けた。そのアパートで、私は毎晩、堅い木製ロッキングチェアに何時間も腰かけ、赤子をあやしながら窓を見つめていた。窓の向こうに何かが見えるとしても、せいぜい風に揺れる木の枝の影くらいだった。三月の風が吹き抜けたその日、椅子がきしんで風がうなり、ガラスを叩く音と窓枠が上下する音が聞こえた。私は吸血鬼がやってきて中に入ろうとしているのだと思った。おそらく昼間であれば、窓のそばにある旗ざおが揺れて音を出しているのだと気づくことができただろう。だがそのときの私は恐怖に震え上がった。先ごろ観た吸血鬼映画では、吸血鬼は居住者の許しがなければ家の中に入れないことになっていた。

15
他人の血をもらい、人の手に触れられて生きる

それを信じて、私はなんとか気持ちを落ち着かせた。

私は暗がりで鏡を見ないことにした。とくに悪夢で眠りから目覚めたときなど、動いていないものが動いて見えるような気がした。日中は、湖が私に歌いかけてくるようになった。それは私にしか聞こえない、低い単調な音で、それを聞くと安心すると同時に不安になった。私はロッキングチェアの横にあるテーブルに、飲み水を入れたガラス製の水差しを二つ置いていた。水差しの容量はそれぞれ一リットルだ。赤子をあやしながら二つの水差しを見つめていると、私は病院で二リットルの失血をしたと言われたことを思い出した。その失血量はだれがどうやって測ったのだろう? 私の血は病室の床にしたたり落ちたと聞いていた。あとになって夫から聞いた話では、ぴちゃぴちゃと音を立てながら床に広がる血だまりを、看護師が周囲にタオルを置いてせき止めていたという。私自身はその光景を見ておらず、したたり落ちる音も聞いていない。目の前にある二つの一リットル入り水差しだけが、失った血の量を知る唯一のめやすだった。

そのころ、吸血鬼はブームになっていた。テレビドラマ『トゥルーブラッド』の新シリーズが始まり、『ヴァンパイア・ダイアリーズ』が放映開始、小説『トワイライト』のシリーズも好調だった(私は『トワイライト』を読んでおらず、のちに映画化されたものも観ていない)。同じアパートの駐車場には、「ブラッドは新しいブラック」と書かれたステ

ッカーを貼った車が停まっていた。私が出産を終えて久しぶりに書店に行くと、十代向けの吸血鬼小説ばかりを集めたコーナーができていた。吸血鬼は文化の流行に乗っていたが、新米ママの私は別の意味で吸血鬼に引きつけられた。吸血鬼は赤ん坊のメタファーであり、私自身のメタファーだった。私の赤子は昼に眠り、夜に起き、私の乳をむさぼる。まだ歯が生えていないあごで強く吸い、私の肌に血をにじませることもある。出産以降の私は弱く青白いままなのに、息子は日に日に活力をつけていく。そしてこの私は、私のものではないだれかの血で生かされている。

息子の出産は問題なくできた。だがその直後、私の子宮は反転し、毛細血管が破裂して血があふれ出した。医療介入なしの、鎮痛剤も点滴も使わない自然分娩をしたというのに、そのあと私は手術室に緊急搬送されて全身麻酔をかけられた。目が覚めたときには見当識を失っていて、温めた毛布を何枚もかけられているのに体の震えが止まらなかった。「ここに来た人はみんなそうですよ」と私の助産師は、明るくぼんやりした場所から私を見下ろして言った。彼女にその気はなかっただろうが、見下ろされているせいで私は自分がスティクス川の岸辺にいるような気持ちになった。ここはどこ? 力が入らず、あまり体を動かせなかったが、動かそうとしてみて初めて、チューブとワイヤで固定されていることに気がついた。両腕は点滴の管に、片脚はカテーテルに、胸はモニターにつながれていて、

15
他人の血をもらい、人の手に触れられて生きる

顔には酸素マスクがかぶせられていた。★1

術後回復室で一人になるとまた眠ったが、呼吸が止まったのではないかと思うような苦しさを感じて覚醒した。看護師が機械をいじりながら、故障しているかもしれないと言った。その機械は私の呼吸が止まったことを表示していたという。私は咳をしたが、息を吸うことができず、もがくように「助けて」と言ってから気を失った。ふたたび目を覚ましたときには医者がベッドの足元に立っていて、輸血しましょう、と言った。それを聞いた看護師は力強くうなずき、私に向かって、輸血は魔法のように効きますよと言った。輸血をすると灰色の顔をしていた人に血の気が戻り、横たわったままだった人が上半身を起こして食事をほしがるようになるという。看護師は生と死という言葉をいっさい使わず、死にかけている者が生き返るということを私に伝えようとしていた。

冷蔵血液が静脈に入ってきたとき、生き返るような感じはしなかった。むしろ、気持ちの悪い冷たい痛みが腕から胸にかけて広がるように感じた。血液の温度のことを話すと、医者は「すみません、輸血中の患者さんは通常、覚醒していないものですから」と言った。医者はその場の判断で、キャスターつきの不安定なスツールの上に立ち、血液袋を引っかけている金具を天井近くまでスライドさせた。重力の力を借りて私の体に速く血液が入るよう工夫してくれたのだ。病院の規則で、術後回復室に生まれたばかりの赤ん坊を連れて

くることはできない。医者もその規則を曲げることはできなかったが、輸血をなるべく早く終わらせれば私を早く術後回復室から出すことができると考えてくれたようだった。私の視界が周囲から暗くなった。胃がひっくり返ったようになり、部屋全体がぐるぐる回り出した。正常な反応です、と医者は言った。「あなたの血ではないということをお忘れなく」

息子を出産してからの数週間に私が極度の恐怖を感じていた理由はいろいろ説明がつく。私は新米ママで、親きょうだいから遠く離れて暮らしており、貧血症になっていて、疲労による意識混濁があった。だが、恐怖心の真の根源を理解したのは数か月たってからだった。そのとき私はカヌーでミシガン湖に漕ぎ出た。透明の帆布で覆ったベントウッド製の小さなカヌーだ。このカヌーでこれまで何度も湖に出ていて、怖いと思ったことは一度もなかった。だがその日は、耳元で自分の血がどくどくと打ちつける音を聞いた。とつぜん、眼下に無限に広がる深く冷たい水の存在に気づいた。それに比べて私のカヌーのなんと頼りないことか。そうか、私が恐れていたのは死だったのだ、とそのとき思った——少しばかりの失望を伴いながら。

吸血鬼は不死身な存在だが、厳密には生きているとも言えない。ブラム・ストーカーはドラキュラに、アンデッド（完全に死んでいない）という呼び名を与えた。フランケンシュタインの怪物やゾンビなど、あらゆる「動く死体」はアンデッドだ。ギリシャ神話の神のような不死の存在とはまったく違う。私は出産後の回復期にアンデッドについていろいろ考えをめぐらせた。考える理由は十分にあった。もちろん私は生きていたし、そのことをありがたく思っていたが、一方で、私はすっかりアンデッドになったような気もしていた。

子宮を修復するための手術中、ニトログリセリンが注射された。「爆弾に使われているのと同じものだそうですよ」と助産師が教えてくれた。私は術後回復室を出るなり点滴の管を腕から引き抜きたかった。息子を抱きかかえるのに邪魔なものはすべて外したかった。だが助産師は、感染を防ぐために抗生物質の点滴は欠かせないのだと説明した。「あなたの体はたくさんの人の手に触れられたのだから」と、彼女はありのままに言った。私の体に触れたたくさんの人の手には、赤ん坊と胎盤を取り出した助産師の手も含まれる。その後の手術も人の手でおこなわれ、おかげで切開傷はほとんど残らなかった。その事実を知ったとき、私を救った医療技術は、魔法のようなものも日常的なものも含めて、単純に人の手だったことに気づいた。私たちの技術は、つきつめれば私たち自身なのだ。「あなたの体はたくさんの人の手に触れられたのだから」という言葉は、「あなたの血ではないということをお忘れなく」という言葉とともに、手術のあとかなり長いあいだ私の心の中で鳴り響いた。私の妊娠は――だれの妊娠でもそうだろうが――自分の身体が自分のものだけでないこと、その境界線はそれまで思っていたよりずっと穴だらけであることを、その後に私が理解するためのいい準備期間となった。人はそういうことをある日突然、理解できるようになるわけではない。私は妊娠中に、侵入、占領、植民地化といった政治的暴力のメタファーを多く思いついた自分にがっかりした。しかし、私の身体への暴力が頂点に達した分娩中、私が何より感じたのは、ある身体が別の身体に依存することの見苦しさではなく、崇高さだった。息子を出産したあと病院で私に起こったことは、すべてが人類愛に満ちていた。いまから振り返れば、あの対応は冷淡だったとか残酷だったと思うようなこともあるが、そんなのは些末なことだ。あのとき、私のために、警報が鳴り、医者たちが駆けつけ、血液袋が吊り下げられた。唇のあいだに氷のかけらを挿しこんでもらえた。私の体はたくさんの人の手で世話された。それだけでなく、私の体に入ったものや接したもの――ニトログリセリン、呼吸モニター装置、袋入りの血液など――もすべて、人の手を介して届けられた。

『死者はすばやく拡散する』（*The Dead Travel Fast*）の著者エリック・ナズムは、「ある時代の一瞬、または文化の一瞬を理解したければ、吸血鬼を見るだけでいい」と言う。現代の吸血鬼はヴィクトリア時代の無慈悲な吸血鬼とは違う。ヴィクトリア時代の吸血鬼は赤ん坊の血を味わい、そのことを悪いとも思わなかったが、いまの吸血鬼は葛藤する。ジャーナリストのマーゴ・アドラーは、夫の死後数か月にわたり、吸血鬼を題材にした大量の小説を読みテレビ番組を観たあと、「現代の吸血鬼はほぼすべて、道徳的であろうともがいている」と結論づけた。「これまで吸血鬼は、性的魅力を持ち、催眠術の能力があり、官能的に肌に噛みついて血を吸う存在として語られてきた。だが、現代の吸血鬼のほとんどは、セックスやパワーの文脈で語られることはない(42)」

もちろん、吸血鬼の存在意義にパワーは欠かせない。私たちが吸血鬼を楽しむのは、吸血鬼がほかの者にはないパワーを持っているからだ。哲学者たちはパワーを「地位財」と呼ぶ。その価値は、ある者が他の者に比べてどれだけ有利であるかで決まるからだ。特権もまた、地位財のひとつだ。健康もそのひとつだと考える人もいる。★2

現代の吸血鬼は文化の影響を受けながらも、私たちの身体が噛みつかれうる対象だという点だけは保持している。私たちは互いに食べ物を与え、与えられ、生きるために互いを必要とする。現代の吸血鬼は、私たちのどうしようもない食欲と、それを抑えたいと思う苦悩の両方を映し出している。現代の吸血鬼が血への渇望と闘う姿を見ることは、私たちが生きるために互いに何を求めているのかを考えるきっかけとなる。

★1――出産後に私が陥った合併症については、それが子宮内反症と呼ばれていることと、めったに発生しない病態だということしか知らなかった。聞いたところによると、テレビドラマ『ER』の最終回に子宮内反症になった女性の話が出てきたらしい。だが、その女性は出産後の手術で死んでしまうため、助産師から見ないほうがいいと忠告された。手術を担当した産科医に、つぎに出産するとき同じ合併症になる可能性を尋ねたが、だれも確かなことはわからないとの答えだった。数えきれないほどの出産に立ち会ってきた私の助産師も、子宮内反症に遭遇したのは初めてだったという。数年たってから、私はこの合併症が三千件に一件の割合で発生していること、そうなった場合におよそ十五パーセントが死に至っていることを知った。

★2――地位財の概念については妹から説明してもらった。妹は、ハリー・ブリグハウスとアダム・スウィフトによる「平等と優先権と地位財」と題する文献を教えてくれた。この文献は、教育が地位財であることは広く認められているが、健康も地位財だということはあまり理解されていないと論じている。「だが、健康はその人の競争力を高める。引き締まった体つきをした健康な人は、他の点でほかの人と同等でも、職や希少な財を手に入れる競争で勝者になりやすい。実際、親が経済的に裕福なら子も経済的に成功するという複雑な因果関係の中で、健康という要素がカギを握っていると考える社会学者もいる。親が裕福な子は親が貧しい子より概して健康で、そのおかげで学校でも労働市場でもたいてい有利になる。健康が子どもの将来的な職業的地位を良くも悪くもする要素であるなら、それは地位財だと言える。自分の健康度の価値は、他者の健康度によって決まる。目の見えない人ばかりの国なら、片方の目だけ見える人が王になる」

16 戦争の中のワクチン

父の左腕には半世紀以上前に接種した天然痘ワクチンの傷痕がある。そのワクチンのおかげで、天然痘はこの地球から姿を消した。自然感染の最後の症例が確認されたのは、私が生まれた年だった。三年後の一九八〇年、二十世紀に起こったすべての戦争で犠牲になった死者より多くの死者を同じ世紀に出した病気が、地球上から根絶されたと正式に発表された。

現在、天然痘ウイルスはアメリカの研究所とロシアの研究所の二か所にのみ、備蓄ウイルスとして存在している。天然痘の根絶宣言後、世界保健機関（ＷＨＯ）は備蓄ウイルスを破壊する期限を何度か設定したが、両国とも応じていない。アメリカは二〇一一年にその問題が討議されたとき、よりよいワクチンを開発するためもう少し猶予がほしい、あくまで安全のためだと主張した。天然痘は現在、病気としてではなく潜在的な武器として残っている。さらに言えば、たとえ備蓄ウイルスがすべて完全に破壊されても、「武器」を作るのに必要な知識は残る。天然痘について私たちが知らないことはたくさんある。天然痘の感染力がなぜあれほど強いのかもまだわかっていない。だが、このウイルスを理論的に実験室で組み立てるのに必要な知識はすでにある。「我々の知識はこのウイルスにある種の不死性を与えてしまった」と、カール・ジンマーは語っている。[43]

　アメリカで天然痘ワクチンの定期接種をやめてから三十年後、政府はアイオワ大学の研究者たちに、備蓄してある天然痘ワクチンの効力を試すよう依頼した。[★1] 9・11以降、テロ攻撃の潜在的可能性があらゆる方面で討議され、天然痘が生物兵器として使用される可能性も検証対象にされたのだ。備蓄されていた天然痘ワクチンは、数十年間の保管を経て、また供給量を増やすために希釈されたにもかかわらず、有効だと判明した。しかし、同大学のワクチン研究教育部長パトリシア・ウィノカーはこの試験について、「こんにちの基準で見れば許容しがたい結果だった」と批評した。ワクチン接種を受けた被験者の三分の一に重篤な発熱、発疹、気分の悪さが生じ、それが数日続いた例もあったからだ。

　天然痘ワクチン接種は過去のものとなったが、このワクチンは現行の小児用ワクチン接種スケジュールに記載されているどのワクチンよりもはるかに危険だった。ある試算によ

16

戦争の中のワクチン

れば、天然痘ワクチンを接種したあと死亡するリスクはおよそ百万件に一件だ。入院するリスクは十万件に一件。父の世代は多くの子どもがそのリスクを引き受けた。父の世代は「ポリオ・パイオニアーズ」でもあった。全国から六十五万人の小児が、初のポリオワクチンを試すための被験者として親と共に志願した。それに先立ち、ジョナス・ソークは、自身と、自分の息子三人で試験した。私はポリオ・パイオニアーズの写真を見たことがある。私の息子より少し上の年齢の学童たちが片袖をまくりあげて列に並び、カメラに笑顔を向けていた。

ポリオ・パイオニアーズの一人だったジェーン・スミスは、いっしょに試験に志願した両親について、「私の両親はポリオと爆弾《ボム》を恐れており、その二つを同じ単語で呼ぶことさえあった。どちらも、自分の命と子どもの命を予告なしにいきなり奪うという点で同じだったからだ」と書いた。ポリオ・パイオニアーズは、広島への原爆投下に触発されて生まれた運動だった。呼びかけられたのは、おもに戦時中に軍に従事していた親たちだった。親たちは自分の子に実験的なワクチン接種をさせる書類にサインしたが、その書類は同意を求めるものではなく、あなたには志願する資格があるという内容だった。[44] 現在の親がそんな試験によろこんで志願するとは思えない。私たちは、もっとワクチンのテストをすべきだ、もっとヒトを対象とした試験をすべきだと事あるごとに声をあげるが、自分の子をその試験に参加させるつもりのない前提で発言している。

ポリオはワクチンで撲滅できる二番目の病気になりそうだが、天然痘の撲滅活動に比べるとかなり困難だとわかった。天然痘と違い、ポリオは感染してもほとんどの人に症状が出ず、麻痺を引き起こすこともない。だが、ウイルス保有者は知らないうちに別の人に病気をうつす。天然痘のときは見た目に明らかな発疹が出たため、それを目安に隔離対策をとることができたが、ポリオではその対策も使えない。したがって、ポリオを根絶するには地球規模でのワクチン接種に頼るしかない。

ポリオは現在、パキスタン、アフガニスタン、ナイジェリアでのみ風土病となっている。だがナイジェリアでのポリオ撲滅運動は、二〇〇三年に一時休止となった。欧米諸国がイスラム教の児童を不妊化させようとしているという陰謀論を、同国の宗教・政治の主導者たちが広めたからだ。「現代のヒットラーたちは意図的に、経口ポリオワクチンに不妊薬を混入させた。またそのワクチンは、HIVとエイズを引き起こすことで知られている特定ウイルスに汚染されている」と、ナイジェリアのシャリーア最高評議会の議長は語り、親たちにワクチン接種を拒否するよう圧力をかけた。

人類学者のマーヤム・ヤーヤの分析によれば、ナイジェリアのイスラム教徒は、欧米からのイスラム諸国への武力攻撃が始まったころから、イラクやアフガニスタンへの侵攻をワクチン接種のための各戸訪問と結びつけて考えるようになったという。さらに、ポリオはナイジェリアの中でもとくにイスラム教徒が多い地域で流行しており、ワクチン運動のターゲットがイスラム教徒に偏っているように見えた。ナイジェリアの国そのものの不安定さが不確実性を高めた部分もある。敵対する政治党派がそれぞれ経口ポリオワクチンに生殖能力に影響するとされるエストロゲンが含まれているかどうかを調べたところ、一方はなし、もう一方はありという相反する結果が出た。さらに、国全体で基本的な医療体制ができていない。「軽度の病気の治療費さえ支払えない人が大半の国で、国際社会の支援を受けて政府がポリオワクチンを無償で提供するという状況に、人々は裏に何かあるのではと疑った」とヤーヤは書く。ポリオ撲滅運動の陰で、麻疹のようなほかの予防可能な病気に同等の注目が集まらず、より多くの子どもが死んでいったという現実もある。

ヤーヤはナイジェリアでの実地調査の報告書で、「住民の会話から明らかになったのは、政府と西欧に対する不信感だ」と書いた。この不信感を甘く見てはいけない、と彼女は注意を促す。ワクチンをめぐる噂は、植民地時代の西洋との関係や独立後の国際政治を考えれば、しごくまっとうな解釈だということを、まず理解しなければならないからだ。二〇〇四年、ナイジェリアはワクチン・ボイコットが始まってから一年もたたず、世界のポリオ流行の震源地となった。ポリオはそこからベナン、ボツワナ、ブルキナファソ、カメルーン、中央アフリカ共和国、チャド、コートジボワール、エチオピア、ガーナ、ギニア、マリ、スーダン、トーゴなど十七か国に広まった。ナイジェリア当局はついに、イスラム教国に拠点を置く会社が製造したポリオワクチンなら使ってもいいと認め、ボイコットは終わった。(45)

二〇一二年にはパキスタン北部のタリバン指導者が、アメリカがドローン攻撃をやめるまで当該地域のポリオワクチン接種を禁じると発表した。タリバン指導者は、このワクチン推進運動はアメリカの偵察活動だと主張した。ナイジェリアで流れた陰謀論と似ているようで違うのは、パキスタンの場合はただの根拠なき噂でなかったことだ。アメリカのCIAはオサマ・ビンラディンを追う過程で、偽のワクチン推進運動を利用した。本物のB型肝炎ワクチンを打つには打ったが、免疫力を得るのに必要な三回分の接種をしなかったのだ。真の目的は、ビンラディンの拠点を確かめるためDNAの証拠を集めることだった。この計略のせいで、他の戦争行為とあいまって女と子どもの命が犠牲になった。パキスタンで各戸訪問するよう訓練された十一万人の婦人保健従事者は、もともと何年も前からタリバンによる残虐な妨害行為に耐えながら活動しており、CIAの支援がどうしても必要だというわけではなかったはずだ。だが、タリバンがワクチン接種を禁じてまもなく、九人のポリオワクチン接種担当員（うち五人は女性）が、ＣＩＡと組んだ見せしめとして殺された[46]。

この事件によりパキスタンのポリオワクチン運動は一時中断された。だが、再開されるやいなや、ふたたびパキスタンとナイジェリア両国で殺人が始まった。二〇一三年にはナイジェリアで九人のポリオワクチン接種担当員が撃たれた。この本を書いている時点で、パキスタンで二十二人の保健従事者が殺されている。ワクチン運動の一時停止期間中に、パキスタン由来のポリオウイルスがエジプトの下水サンプルから見つかった。エジプトではそれまで十年近く、ポリオの発生は報告されていなかったにもかかわらずである。ポリオはその後、イスラエル、ガザ、ヨルダン川西岸でも見つかり、シリアでは十三人の子どもを麻痺にさせた。国境を越えて広がるポリオの伝染力は、国際戦争において意図的にワクチン・ボイコットを仕掛けることが「可視化できる武器」となりうることを示している。

映画『地獄の黙示録』のワンシーンで、フランシス・フォード・コッポラ監督は、のちに映画『ドラキュラ』でも採用することになる方法で恐怖の極みを描いた。それはカーツ大佐による語りだった。大佐は野営地にしていた村で子どもたちにポリオのワクチン接種を施したが、その村に戻ってみると子どもたちの腕が切り落とされていた、という話だ。「小さな腕が山積みになっていた」と大佐は言った。『地獄の黙示録』の舞台はベトナム戦争だったが、映画の原案である小説『闇の奥』で切り落とされたヒトの手が山積みになっていたのはベルギー領コンゴだった。

この話を思い出したのは、ベトナム出身の友人と話をしたのがきっかけだった。彼女の母は彼女を子宮に宿しているとき、枯葉剤エージェント・オレンジを浴びた。彼女はその後アメリカに移住したが、アメリカで自分の子にワクチン接種をさせていない。理由はいくつかあるが、ひとつには、ワクチンが安全でないと感じたからだという。私は、そんなことはないと言いかけて、口をつぐんだ。私は彼女よりずっと安全な環境にいて、そこで安全に対する認識を身につけてきたと気づいたからだ。彼女を危険にさらしたアメリカの市民を守るために、あなたの子もワクチン接種すべきだなどとは言えない。私にできることがあるとすれば、すでにワクチン接種した私の息子が盾となって、彼女の子に病気が広がらないよう願うことだけだ。ワクチン接種は戦争の代理行為にされることもあるが、それでもやはり、隣人愛のための行為になると思うのだ。

16

戦争の中のワクチン

★1――ジョージ・W・ブッシュ大統領は二〇〇二年、警察と医療従事者の一千万人に予防接種する計画の一環として、自ら天然痘ワクチンの接種をした。この計画は公衆衛生職員や看護師組合、病院から反対を受けたこともあり、実現しないまま終わった。「大統領の予防接種は公衆衛生上というより、サダム・フセインが天然痘を武器にする可能性を国民に示し、フセイン政権に武力攻撃することを正当化しようとする政治的なパフォーマンスだった」と、アーサー・アレンは著書『ワクチン』（*Vaccine: The Controversial Story of Medicine's Greatest Lifesaver*）に書いている。アメリカ政府はサダム・フセインが天然痘ウイルスを手に入れた証拠など何もつかんでいなかったが、その可能性をにおわせて、偽のワクチン接種推進運動とイラク侵攻を正当化しようとした。「二十一世紀の初頭にもなって、一国の大統領がすでに絶滅した病気に対するワクチン接種をしたのはそういうわけだ」とアレンは書いている。

17 チメロサールをめぐって

一九五六年春、日本の水俣で五歳の少女が歩行困難、発話困難、けいれんのため病院に運ばれた。二日後、少女の妹も同じ症状で入院した。続いてさらに八人が入院した。保健職員たちはこの謎の疫病を調査するうち、ネコがけいれんして鳴き叫び、カラスが空から落ちてきて、魚が湾に打ち上げられる現象まで起こっていることを知った。化学工場が水俣湾に捨てた廃水にメチル水銀が含まれており、それが魚介類の体内で凝縮され、さらにその魚介類を食べた人の体内にたまっていた。神経障害のある赤ん坊がつぎつぎ生まれ、最終的に数万人が水銀中毒症に苦しんだ。[47]

二〇一三年、水俣の名を冠した水銀に関する国際条約が結ばれ、二〇二〇年までに水銀採鉱場を段階的に閉鎖すること、発電所からの排出物を規制すること、水銀を含む製品

（電池、照明器具、化粧品、農薬など）を製造・輸入・輸出しないことが決められた。国連環境計画の長によれば、世界中のだれにとっても利益となる条約だった。

この禁止令で適用除外されているもののひとつに、チメロサールがある。チメロサールは一部のワクチンで防腐剤として使われているエチル水銀だ。世界保健機関（ＷＨＯ）は、全世界の健康の観点からチメロサールを禁止令から除外するよう勧告し、米国小児科学会もその勧告を支持した。米国小児科学会の二人の委員によれば、これは同学会の姿勢の「大転換」だったという。なぜなら同学会は一九九九年に、アメリカにおける小児用ワクチンからチメロサールを除去するよう声明を発表していたからだ。この姿勢の転換に対し、非難の声が上がった。アメリカは、自国のワクチンに水銀が入っていなければ、他国のワクチンに水銀が入っていてもいいと思っているのか、というわけだ。アメリカとしては水銀に関する禁止令に他国が参加しやすいよう適用除外を設けることを支持したつもりだったが、それが別の文脈にもあてはまってしまったのである。(48)

米国小児科学会が一九九九年に発表した声明文は、チメロサールの安全性が評価されるまでは使用を控えるようにという勧告であり、防腐剤にチメロサールを使っていること自体に懸念を表明するものではなかった。同学会によれば、チメロサールは一九三〇年代からワクチンに使われてきた。それが危険であることを示すデータはほとんどないが、安全だと示すデータもほとんどない。ただ、水銀の問題が広く論じられるようになり、小児ワクチンを接種スケジュールどおりにすべて受けた場合のエチル水銀の量が、国が決めたメチル水銀の許容量を超えるおそれがあると米国食品医薬品局（ＦＤＡ）が言及したため、同学会はすばやく水銀除去の声明を発表したというのが実情だ。メチル水銀は水俣病を引き起こしたのと同種の水銀である。のちの調査で、エチル水銀とメチル水銀には大きな違いがあることが判明した。いちばんの違いは、エチル水銀にはメチル水銀にあるような神経毒への影響がないということだ[49]。小児科専門誌『ペディアトリクス』は二〇一二年、米国小児科学会がチメロサールについて声明を発表してから十三年間の研究を振り返る記事を載せた。その記事は、「ワクチンにチメロサールを使用することでヒトの健康に何らかのリスクが生じるという信頼性のある科学的証拠は見つからなかった」と結論づけていた。

　チメロサールの入ったワクチンは現在、百二十か国で使われ、年に推定、百四十万人の命を救っている。チメロサールは、複数回用量のワクチンには欠かせない防腐剤だ。複数回用量のワクチンは単回用量のワクチンより製造、保存、輸送のコストが安く、それを頼りにしている国もある。コストが安いだけでなく、防腐剤が入っているため冷蔵が不要だというメリットもある。貧しい国々にとって、チメロサール入りのワクチンを禁じることは、実質的にジフテリア、百日咳、Ｂ型肝炎、破傷風へのワクチン接種を禁じることに等しい。

そうした現在の知見を一九九九年当時に理解していたら、チメロサールの除去を勧告するような声明文は書かなかっただろう、と米国小児科学会の前会長は言う。ただ当時は、チメロサールのデータが不足しているという事実に応えるだけでなく、そのころ世間を騒がせていた社会不安に応える必要があった。前年の一九九八年にアンドリュー・ウェイクフィールドがMMRワクチンと自閉症の関連を推測する論文を発表し、以来、アメリカでも連鎖的なパニックが起こっていた。ワクチンに対する不安はそれより前からあった。一九八一年にジフテリア・破傷風・百日咳ワクチンが脳傷害を起こすのではないかと示唆する研究が出て、そのころからくすぶっていた不安感をウェイクフィールドの件が一気にあおったのである。その後、ウェイクフィールドの仮説はイギリス、デンマーク、アメリカで追試がおこなわれ、関連性は否定された。とはいえ、不安を鎮めることのできるような新たなデータが見つかったわけでもない。米国小児科学会の声明文は、そのような状況下でワクチンへの信頼を保ちたいとの意図の下に発せられたものだった。だが結果的に、アメリカ人の不安を輸出することになってしまった。

チメロサール入りのワクチンは、そうでないワクチンより迅速な製造と流通が可能だ。万一パンデミックが起これば、他国はもとよりアメリカでもチメロサール入りのワクチンが必要不可欠となる。私たちはいまのところ、高価な単回用量のワクチンを使っている。アメリカだけでなく多くの富める国が単回用量ワクチンを採用しているのは、そうした国々にはそのコストを負担できる余裕があるからだ。自閉症擁護団体のセイフマインドは、水俣条約におけるチメロサールの適用除外に声高に反対している団体のひとつで、その適用除外が安全性ではなく経済的動機に基づいていることを非難している。経済的動機ならもちろんある。低所得国でワクチン接種を容易にするにはこの適用除外がどうしても必要だからだ。問題は、チメロサールの適用除外に反対する団体はセイフマインドを含めてどこも高所得国に拠点を置く非政府組織であり、そうした高所得国ではチメロサールを禁じようが禁じまいがワクチン接種率に影響しないことだ、と『ペディアトリクス』誌は指摘する。[50] 富める国は不安を楽しむ余裕があるが、貧しい国にはないということだ。

18 反ワクチンと反資本主義の混線

カール・マルクスは、「資本は死んだ労働で、吸血鬼のように生きた労働を吸ってのみ生きられる。資本がより多く生きれば、より多くの労働が吸われる」と書いた。吸血鬼は古代ギリシャで寝ている者の血を吸い、中世ヨーロッパで疫病を広めたが、産業革命後の小説では新しいタイプの吸血鬼が描かれるようになった。それは資本主義を体現する、身なりのいい紳士だった。二〇一二年の大統領選で、投機資本家（ベンチャー・キャピタリスト）のミット・ロムニーは、その立場を生きた労働か死んだ労働かと討論会で議論され、しばしば吸血鬼になぞらえられた。彼は予備選挙でハゲタカ資本家（バルチャー・キャピタリスト）に姿を変え、バラク・オバマの選挙広告では本格的な吸血鬼資本家（バンパイア・キャピタリスト）になった。ある製鋼所の労働者は、ロムニーが共同創設したベインキャピタル社を指して「我々の生気を吸って生きている吸血鬼のような会社」と言った。貪欲な吸血鬼が誠実な労働者の生気を吸うという考え方は、住居の価値がごっそり吸いとられたアメリカに暮らす私たちの心情に合致する。貸付金《ローン》の返済ができない住居所有者への強引な取り立てから火がついた住宅危機の背景には、吸血鬼のような搾取があった。投資家にまとめ売りされた貸付金は元々の価値を失い、有毒資産と呼ばれるようになった。

こんな状況では、資本主義は誠実な労働者を食いものにしているだけだという失望が生まれるのは当然だ。二〇〇九年のH1N1インフルエンザ大流行が収束し、それによる死者数が当初懸念されていたほど多くなかったことがわかると、欧州評議会の衛生委員会議長は世界保健機関（WHO）を非難した。WHOはワクチンを売るために製薬会社と共謀して「偽パンデミック」を作り出したのではないか、という非難だ。[51] それに対しWHOのスポークスウーマンは、「疫病の流行に批判はつきものだ」と冷静に応えた。[52] その後、WHOは二十四の国から利害関係のないインフルエンザの専門家二十五名を招いて、このインフルエンザ・パンデミックにおけるWHOの行動を分析させた。

ところで、その専門家たちがまとめた報告書を読みながら、私はある一節に目を留めて、しばし考えにふけった。そこには、パンデミック発生時に緊急招集するWHO職員の子弟の託児費用をあらかじめ用意しておくべきだという提案が書かれていた。それは本筋から離れた、後方支援のための小さな注意書きにすぎなかったが、パンデミックのコントロールという目的達成の陰には生きた人間がいるという、あたりまえの事実に私は胸をつかれた。WHOという組織は個人の集まりで、その個人には家庭があり子どもがいる。私もそうだが、親に急に仕事が入ると、子どもの世話をどうするかという深刻な問題が浮上する。このことは案外、忘れられがちだ[53]。

報告書には、商業的利害がWHOの行動を左右した形跡も、そうさせようと試みた形跡も、WHOがパンデミックを不当に誇張した形跡も見つからなかったと書かれていた。WHOが実際の脅威に比して大きすぎる警戒態勢をとったのは、鳥インフルエンザH5N1のアウトブレイクを想定した準備をしていたからだと報告書は結論づけていた。H5N1は致死率がひじょうに高いウイルス株で、当初はH1N1の致死率もそこそこ高いと思われていたのだ。調査委員会の委員長は報告書の冒頭に、「インフルエンザ・ウイルスの予測不可能性は悪名高い」と書いた。ある意味今回はラッキーだった、とも。報告書は委員会の見解として、「商業的な思惑がWHOの行動に影響したに違いないという狭量な批判は、病気を防いで命を守るという公衆衛生のエートス（精神）の崇高さを見落としている」と結んだ。

資本主義に優先するエートスがあること（しかもそのエートスは人の命という何にも代

えがたい価値を土台にしている）を想像できない人がこれほど多いということは、資本主義が私たちにそんな想像もさせないくらい失望を与えてきたことの証《あかし》かもしれない。私がワクチンについて本を書いているというと、「ふーん、免疫系を占拠せよ、か」と冗談を返した友人がいた。私はそれが冗談だとはすぐに気づかず、インターネットで「免疫系を占拠せよ」とフレーズ検索をかけた。そう名乗っている組織でもあるのかと思ったのだが、あるはずもなく、それでようやくその友人がワクチンへの抵抗を資本主義への抗議運動に重ねて洒落《しゃれ》を言ったのだと気がついた。アメリカではちょうど、一パーセントの富裕層と残りの九十九パーセントの経済格差の是正を求める若者の抗議運動が起こっていた。「ウォールストリートを占拠せよ」の掛け声から始まった抗議運動は、ウォールストリートからシカゴ、サンフランシスコへと広がり、資本主義に抵抗する世界規模の抗議になりつつあった。

免疫性は共有空間にある。そこが共有空間である以上、免疫力をつけないことを選んだ人もやってくる。私の知り合いの母親にも、自分がワクチン接種を拒否するのは資本主義に対する広義の抵抗だ、と言う人がいる。その母親の頭の中では拒否することが抵抗や抗議のつもりなのかもしれないが、彼女がしている行動は資本主義に抗議する側の行動ではなく、現在の「ウォールストリートを占拠せよ」の運動から抗議されている側、つまり特権階級の行動だ。「占拠せよ運動」が壊そうとしているのは、特権階級の一パーセントが他の九十九パーセントのリソースを使ってリスクを免れている構造だ。自分だけワクチン接種を受けずに共有空間でリスクを免れていることは、一パーセントの特権階級にあたる。

カール・マルクスの『資本論』第三巻（最終巻）が出てから間もなく出版された『ドラキュラ』のストーリーは、必然的にアンチ資本主義の文脈で読み解かれた。文学批評家のフランコ・モレッティは、「ドラキュラは資本主義と同じく持続的に成長するよう駆り立てられた。彼は領土を無限に拡大し、利益を増やさなければならなかった」と書いた。(54) ドラキュラが恐ろしいのは彼が血を好むからでも血を楽しむからでもなく、彼が成長するために無限の血液提供者が必要になることだ、とモレッティは指摘した。『ドラキュラ』が暗示しているように、資本主義への駆り立ては本質的に非人道的な性格を帯びる。私たちが産業経済の無限の拡大を脅威と感じ、私たちの利害より企業の利害が優先されることを不安に思うのは当然だ。だからといって、ワクチン接種を拒否したところで資本主義への抗議にはならず、逆に資本主義とは対極の相互扶助システムを弱体化させてしまうことになる。ワクチン接種は負担も利益も全住民で分かち合うシステムだ。そのシステムを守るために資本主義の産物を利用するのなら、それは結果的に資本主義の圧力に対抗することになるはずだ。★1

貧困やドラッグ、がんとの「戦争」という表現について、スーザン・ソンタグはこう語る。「軍事的なメタファーの濫用は、資本主義社会では避けられないのかもしれない。道徳的ふるまいのメリットがどんどん狭まり、その信頼性が低下している資本主義社会においては、利己心と採算性を計算に入れた行動をとらないのは愚かだという考えが生まれて当然だ」。そうした社会で公衆衛生上の予防手段を正当化しようとすると、かなりややこしい理由が必要になる。その点、戦争は、私たちが実際の効果や経費まで考えなくてもいいと思える数少ない表現のひとつだとソンタグは言う。ある病気に対して「戦争」という表現を使うとき、私たちは、集団内で最も弱い者を守ることが実現不可能であることを、心のどこかで認めてしまっているのかもしれない。

米国疾病管理予防センター（CDC）が二〇〇九年のH1N1インフルエンザによる世界全体の推定死者数を発表したのは、当時赤ん坊だった私の息子が三歳になってからだった。CDCが算出した死者数は十五万人から五十七万五千人のあいだのどこかで、H1N1の重篤さは季節性インフルエンザのそれとほとんど変わらなかった。[55] しかし、H1N1の死者の内訳をみると子どもの比率が極端に高かった。アメリカでは季節性インフルエンザと比べて十倍も多く子どもが死んでいた。世界的に合算すると、あのパンデミックでおよそ九百七十万年に相当する人生が失われた。

「お金の動きを追えばわかるはずよ」と、ある友人が言った。その友人は、ワクチン接種は政府と医療機関を言いなりにさせている製薬会社の金儲けの手段だという考え方を擁護するために、そう言ってきたのだ。そのとき私が彼女とした会話は、イヴ・セジウィック（ジェンダー論などを研究している文学研究者）が書いたパラノイアについてのエッセイの一節の再現のようだった。セジウィックはそのエッセイで、エイズ流行の初期に友人のシンディ・パットン（エイズを社会学的に研究している社会学者）と交わした会話を書いている。セジウィックがパットンに、ＨＩＶウイルスは米軍が軍事作戦の一環として遺伝子操作して作ったものだという噂があるが、どう思うかと尋ねると、パットンは、そんなことはどうでもいい、と答えた。「だって、その陰謀論で言われているすべてを私たちが確信しているとしても――アフリカ人とアフリカ系アメリカ人の命は白人の命より軽く扱われているとか、ゲイ男性とドラッグ中毒者は軽蔑されているとか、軍は敵に見える非戦闘員を殺す方法を故意に研究しているとか、それが全部正しいと確信していたとしても――ほかに私たちがまだ知らないことはいくらでもあるわけでしょう？」

あるナイジェリア人理髪師は、ワクチンはイスラム教徒に対する西欧人の陰謀だという見方についてどう思うかと問われて、こう答えた。「白人が本気でぼくらを滅ぼしたいなら、ほかにいくらでも方法はあるでしょう。たとえば、ぼくらが飲むコカ・コーラに毒を入れるとか」[56]。それを聞いた私は、そのとおりだと思った。そもそもコカ・コーラは、たとえ毒を盛られていなくても、私の子にとってワクチンより有害なのでは？

　セジウィックは、敵がいるからといってかならずしもパラノイアになる必要はない、と言う。私たちが世の中を斜めに見たくなるにはそれなりの理由があるのだろうが、いつも斜めにばかり見ているのだとしたら、とても悲しい。世界中の研究者と公衆衛生官と医者が連携して進めている予防接種計画が、子どもに害を与えてでも金儲けをするためのものだと多くの人が本気で信じているとすれば、私たちは人間として大切な心を資本主義に奪われていることになる。資本主義はすでに、誠実に働く労働者からリソースを奪って貧しくさせている。資本主義はすでに、市場競争という名の下で私たちの文化を痩《や》せ細らせている。しかし、そうした資本主義からの圧迫を人間社会の不変の法則と見て、みんながそれに屈してしまったら、それこそ私たちは真に貧しい存在になる。

★1——イヴ・セジウィックは著書『触れる感覚』(*Touching Feeling: Affect, Pedagogy, Performativity*) の四章の最後で、パラノイアに陥りがちな読者に向けて希望に満ちたメッセージを送っている。「たとえ欲望が持続可能性を阻む社会にあっても、その社会から、個人とコミュニティが存続するための滋養をうまく絞り出す方法はいくらでもあり、私たちはそこから学ぶことができる」

19 選択可能だからこそのジレンマ

私が子どものころ、のどが痛いと訴えると父は私のあごの骨の下に指をあて、リンパ節が腫れているかどうか確認してくれた。そして「大丈夫、問題ない」と言った。いつもそれだけだった。大学生になってからは電話で訴えたが、父の答えは「たぶんインフルエンザだろう」で終わりだった。ほかに助言はないの、と尋ねると、水分をたくさんとるようにと言われた。そして、父の祖母の「処方箋」を教えてくれた。曾祖母は父が風邪をひくと、温かいミルクにバター・トーストを沈めたものを用意してくれたそうだ。ミルクの表面に浮かぶバターを見つめながら、父はお婆ちゃんの心遣いに安らぎを見出したという。私はお勧めの薬か何かを教えてもらいたかったのだが、父は、私に必要なのは薬ではなく安らぎだと知っていた。私は大人になったいまも、診療所で医者からあごの骨の下をそっと触られるたびに、何ともいえない温かい気持ちになる。リンパ節の腫れを確かめるためのしぐさにすぎないとわかっていても、私にはそれが父の愛情と重なって感じられた。

家庭内の子育てに父親が絶対的な発言権を持っていた時代が終わるとともに、医療における父親的温情主義（パターナリズム）も地に落ちた。だが、他者をどうケアすべきかという問題が消えたわけではない。哲学者のマイケル・メリーは、小児肥満の増加にどう介入すべきかという議論の中で、パターナリズムを「強い立場にある者が弱い立場にある相手を守るという善意によって、相手の自由に干渉すること」だと定義した。メリーによると、この種のパターナリズムは交通規則や銃規制、環境規制に似ている。これらの規制は市民を守るために市民の自由を制限するものだ。だが、肥満児になりそうな子を見つけてそうならないよう指導するような方策は、かならずしも相手のためにはならないとメリーは言う。そこには「リスクをあてがうというリスク」が生じる。すでに太り気味で友人からからかわれている子どもには、そのことを第三者から格づけされることにより、さらに傷つくリスクが生じる。あなたのお子さんは肥満児になるリスクがありますと言われた家族にも、差別的な監視をされるというリスクが生じる。あなたを守るためという枕詞がつく方策は、しばしば強制的な権力行使を正当化するために使われる、とメリーは指摘した。

パターナリズムに代わる姿勢として思い浮かぶのは自主性だ。だが、「医療のレストラン化」とも呼ばれるような昨今の傾向において、医者のパターナリズムは患者の消費者主義（コンシューマリズム）に置き換わった。私たちは、自ら調べて得たメニューから、検査や治療を注文する。医者はその注文を受けるウェイターだ。消費者は神様ですという考え方が医療に入ってくるのは危険だ。「患者は市場における顧客で、顧客満足度を高めるためには患者の自主性を尊重すべきだと言い続けたら、顧客の要求の前にプロフェッショナリズムは崩壊する」と、生命倫理学者のアーサー・カプランは警告する。[57] そうなれば、医者は、患者のためにならないとわかっていても患者が望むものを与える方向に流れるだろう。

「パターナリズムはなぜ医療界で嫌われてしまったのだろうか」と、医者のジョン・リーは問う。「みんながみんな、パターナリズムを嫌うほど父親との関係が悪かったとでもいうのだろうか」。リーは自分自身を「いい意味で」パターナリズム的な医者だと思っている。いい意味だろうと悪い意味だろうと、パターナリズムに戻ることだけがコンシューマリズムに代わる選択肢ではない。教育専門家のバーバラ・ピーターソンは、小児肥満の議論においてメリーがパターナリズムのあり方に異議を唱えたことに対し、それなら母親的温情主義（マターナリズム）という言葉で考えてはどうか、と提案する。[★1][58] 母親的な世話というアプローチなら、かならずしも自由を脅かすことにはならない。母親的な世話という枠組みにおいて、自由は親からの完全な分離と独立を意味しない。パターナリズムという言葉から圧政的な支配を思い浮かべるのであれば、マターナリズムという言葉を使えばいい。そうすれば、強制的な干渉という観点だけでなく、世話という観点から同じ問題に取り組むことができるのではないか、とピーターソンは書いた。

「医療機関に行く以上は、だれかを信用しなければならない」と父は言う。私は小児科医から勧められた息子の手術について、父の助言を聞こうと電話していた。父はよろこんで自分の考えを語ったが、すぐに、おまえの父さんは小児科医ではないからねと釘を差した。父は、この場合に私が信用すべき相手は父ではないことを思い出させようとしていた。

実際、私が最初に相談する医者は父であることが多かった。ある夜明け、アレルギー反応で顔を腫らして目を覚ました息子の目が、白目の部分だけでなく黒目のところまで充血しているのを見たときも、私は父に電話した。すぐに救急治療室に連れて行くべきだろうか、それとも診療所が開くまであと数時間、待ってもいいだろうか。待つべきだよ、と父は言った。その腫れは危険なものじゃない、ただの液体だから、と。以来、私は息子の目が腫れるたび、それはただの液体だから、と自分に言い聞かせている。

息子は異常なほどひどいアレルギーを持っていて、しかも異常なほど幼いうちにそれを発症した。担当の小児科医の豊富な経験に照らしても、息子のようなケースは「例外中の例外」だという。息子のアレルギーは、三歳になるころには鼻腔を腫らすようになり、その腫れが痛みを伴う副鼻腔の感染症を引き起こした。何度か抗生物質で治ったものの、すぐに再発した。三回目の抗生物質による治療コースを終えたとき、小児科医はアデノイドを切除する手術を提案した。息子のアデノイドは鼻道を完全にふさぐほどの腫れをくり返していたからだ。

手術までするのは行き過ぎだ、と私は思った。息子のリンパ系の一部を取ってしまうことにも抵抗があった。その手術について調べてみると、二十世紀前半に小児疾患のすべてに効く万能治療法として広くおこなわれていたことを知り、不安になった。父は私の不安に共感した。父には扁桃腺がすでにない。父の家に巡回医がやってきたとき、四人いた子ども全員の扁桃腺を一度に取ってしまったからだ。当時はそれがリウマチ熱に対する標準的な予防措置だった。だがその後、手術によるメリットより手術そのものの危険性のほうが大きいことがわかり、この処置は消えた。父は私に、基本的に過剰治療には慎重であるべきだが、手術せずに抗生物質を使い続けなければならないのなら、手術のほうが保守的な選択肢になるかもしれない、と言った。

私は決断を六か月以上、遅らせた。その間ずっと、手術以外にできることはすべて試した。友人から高価な空気清浄機を勧められると、それを買った。アレルギー専門医からは、床を絶えずきれいにしておくことを推奨された。目に見えないアレルゲンはつねに空気中を漂っていて床に落ちるのだから、床掃除などどれだけやってもきりがない。私は目に見えないゴミを取ろうとモップがけをし、息子のシーツと枕カバーを毎日取り換えた。息子は嫌がったが、私は毎朝、息子の鼻の中を塩水で洗い流した。鼻にスプレーするのも欠かさなかった。生《なま》ハチミツとイラクサ茶を与えた。だが、すでに荒くなっていた息子の息が夜中に不規則になるようになった。私は息子のベッドの横にはりついて、息子の呼吸に合わせて自分の息を止め、どれだけ長い時間空気を吸わずにいるのかを測った。あるとき、いつもより長く呼吸が止まったあと、息子は激しいあえぎと咳で目覚めた。私は手術の予約をした。

手術当日、外科医は私に、この手術で劇的によくなることは期待しないようにと言った。そのことは外科医からすでに何度も聞かされていた。手術してもいままでどおり副鼻腔炎をくり返すかもしれない。くれぐれも奇跡を願わないでほしい。ただ、この手術そのものは配はしなくていい。これはよくある簡単な手術だ。危険な部分があるとすれば麻酔だけだ、と外科医は説明した。

おもちゃの聴診器や注射器がたくさん置いてある部屋で待っていると、麻酔医がやってきて、何か質問はあるかと言った。私は、息子が眠りに入るときと意識が戻るとき近くにいてやりたいのだが、と答えた。麻酔医はそれを聞くと嫌そうな顔をして、各種研究データによれば、ボディ・ランゲージと顔の表情で母親の不安が伝わると、子どもは手術に怯えて麻酔に抵抗する、と説明した。それは二通りの解釈ができる、と私は言い返した。母親がそばにいることがよくないのか、それとも母親が不安そうなふるまいを見せることがよくないのか。私たちは低い声で話し合った。その間、夫と息子は部屋の向こうでおもちゃの包帯を使って遊んでいた。私がヒステリックで子どもに悪影響を与える女と見られていることに、私は腹を立てていた。いや実際、そう思われていると考えてヒステリックになっていたかもしれない。麻酔医と私は妥協点を見つけた。息子に麻酔を注入しているあいだ、私は息子の手を握ってもいいことになった。ただし、私の顔が息子に見えない位置に座ることを約束した。

手術室で私は、息子の視界に入らないところに座り、麻酔が効いてくるまで息子に話しかけた。息子の顔の筋肉の緊張が消え、体がぐったりするのを見守るのは、まるで死のリハーサルを見ているようだった。私は息子が意識を失ったらすぐにも待合室に戻るつもりだった。ところが麻酔医は、「キスしていかれたらどうです？」と言う。この麻酔医にはほんとうにうんざりだった。

待合室の天井には、スマイルマークのついた風船がはりついていた。風船は小児ケア専門のスタッフが息子に手渡したブタのぬいぐるみにくくりつけてあったものだ。夫がぬいぐるみからほどくと、風船は部屋の上にのぼっていき、そのまま天井にはりついていたのだ。ブタのぬいぐるみは手術室に連れて行くことになった。医者たちは全員——生真面目な外科医も含めて——ブタが同伴するというアイデアを気に入って、「ブタちゃんがいっしょなら安心だね」と言ってくれた。

あれは私に対する罰だったのか、それともよくある小さな誤差だったのかはわからないが、ともかく息子は私が病室に入っていいと言われるより先に麻酔から目が覚めた。廊下の向こうから「ママ、ママ、どこにいるの？」と叫ぶ声が聞こえた。私も手術の経験があるので、麻酔が効いてきた瞬間と切れる瞬間が同時に感じられることを知っている。息子にしてみれば、さっきまでいた母親が突然消えたことになる。私が駆けつけると、息子は混乱してうろたえ、点滴の管を体からはずそうとしていた。私はストレッチャーの上に乗って息子を抱き、髪をなで、息子の手を点滴の管から遠ざけた。「今回のことはお子さんの記憶に何も残りませんよ」と、麻酔医はまた的外れなことを言った。私は息子をなだめるのに忙しかったが、わざわざ顔を上げて麻酔医をにらんで言い返した。「でも、私の記憶には残りますから」

父は、『ドラキュラ』の新バージョンは医者の顔をした吸血鬼かもしれない、と言った。「医者は患者からあの手この手で吸い上げるからね」。息子の手術はかなりの出費になった。出産の費用のほうが安いくらいで、この手術は多くの家庭では最初から選択肢に入らなかっただろうと思った。手術直後の数日、私はそんなことをつらつらと考えてたが、あるとき、息子の呼吸が楽に静かになったことに気づいた。息子はよく眠れるようになり、体重が増え、副鼻腔炎を起こさなくなった。私はまた気持ちを変え、こんどは手術を遅らせた後悔を口にするようになった。それに対して夫は、それは違う、親はいつでも懐疑的であるべきだ、と言った。

父は医者のくせに、というより医者だからこそ、医療に対してかなり懐疑的だ。以前、医者向けの教科書には二つの文章しか書かれていないと冗談を言ったことがある。「問題のほとんどはそのままにしておけばいずれ改善する。そのままにしておいて改善しない問題は、何をどうやっても患者を殺すことになる」。これは、予防医学はしょせん敗北だと言っているようなものだ。

私はいまも息子の手術に感謝している。と同時に、いまもあの麻酔医に腹を立てていて、信用できないと感じた人物に息子を任せてしまった自分自身にも腹を立てている。「信用のあるところでは、パターナリズムは必要ない。信用のないところでは、パターナリズムは善意なき干渉となる」と哲学者のマーク・サゴフは書いた。こうして私たちはジレンマに陥る。

★1――パターナリズムが嫌われる言葉だとすると、マターナリズムも一部から眉をひそめられる言葉かもしれない。「アメリカでは十九世紀末までに、マターナリズムという言葉に社会政治的な意味合いが含まれるようになった」と、キャロリン・ウェバーは『ジェンダーと社会の百科事典』(*Encyclopedia of Gender and Society*)の「マターナリズム」の項目に書いている。「それゆえこの言葉は、女という性に備わっているとされる性質を前面に打ち出しながら市民のために戦う女性活動家を指すことがある。同様に、マターナリストは、家の外やコミュニティ内で育児することを社会的な善と考える女性を意味することがある」

20 ドクター・ボブの安易すぎるアイデア

妊娠中、助産師の待合室で雑誌をぱらぱらめくっていると、成育中の胎児の超音波写真から小さな彫像を作りませんかという妙な広告が出ていた。同じように不可解な、民間の臍帯血バンクの広告がいくつかあった。出生直後の臍帯血を公的バンクに寄贈する方法があることは助産師から聞いて知っていた。公的バンクに貯蔵してある臍帯血は、白血病やリンパ腫などに苦しむ患者への移植に使われる。だが、雑誌に載っていた民間バンクのセールスポイントは、それなりの費用を支払うことにより、貯蔵する臍帯血の利用者を本人とその家族に限定できるということだった。臍帯血を必要とする人がいればだれにでもすぐに提供するためのバンクではない。民間バンクの考え方は未来の知識を当てにしているだけだ、と私は理解した。自分の臍帯血を将来、自分のために使えたら便利だろうとはい

うものの、それを生かせるケースは限られており、ただの理論上の見込みにすぎないからだ。[★1]

いますぐ役に立つとわかっていることに寄贈できるものを、役に立つかどうかわからない未来のために預けておくという、公共目的から私的目的へと変容しつつあるシステムに興味を持った私は、息子を出産したあと、別の妊婦向け雑誌に出ていた民間臍帯血バンクの広告ページを切りとって保管しておくことにした。その広告は、すやすやと寝ている赤ん坊の大写しの横に、「ドクター・シアーズに聞いてみよう」という助言コーナーを設けていた。「私の赤ちゃんの臍帯血を貯蔵したほうがいいの？」という質問に、専門家のロバート・シアーズが答えている。助言コーナーとはいっても実際には広告なのだから、シアーズの答えは想像するまでもなく、「新しい治療法が開発されたとき、手元に臍帯血があれば大いに助かります」だった。広告の一番下には小さな文字で、「研究中または臨床試験中の治療法が、将来ほんとうに使えるようになるかどうかの保証はありません」という注意書きが入っていた。

私はその時点で、ロバート・シアーズのベストセラー『ザ・ワクチン・ブック』（*The Vaccine Book*）をまだ読んでいなかったが、乳幼児向けの商品市場におけるシアーズ・ブランドのことは知っていた。ロバート・シアーズがウィリアム・シアーズ（子育てアドバ

20
ドクター・ボブの安易すぎるアイデア

イスが人気のアメリカで一番有名な小児科医）の息子で、自身を「ドクター・ボブ」と呼んでいることもすぐに理解した。私はほどなく、『ザ・ワクチン・ブック』が広く支持されている理由がわかった。この本は基本的に、ワクチンを接種をするかしないかの妥協案を展開しているのだ。ワクチンと感染症の両方を心配する親に、シアーズは二通りのわかりやすい道筋を提示する。ひとつは「ドクター・ボブの選択的ワクチン・スケジュール」で、ドクター・ボブが最重要だと思うワクチンだけを推奨し、それ以外のB型肝炎、ポリオ、麻疹、おたふく風邪、風疹についてはワクチン接種しなくてもいいというプランだ。もうひとつは「ドクター・ボブの全ワクチン代替スケジュール」で、標準スケジュールなら二年間ですませる標準小児用ワクチンすべてを、八年間かけて受けるというプランである。

　ドクター・ボブは全ワクチン代替スケジュールについて、「病気予防と安全なワクチン接種の両方にとって最善のプラン」と書いている。しかし、病気になると一番危ない幼少期に守ることを目的としているワクチンの接種時期を遅らせるプランが、病気予防に最善のプランになるはずがない。安全なワクチン接種を約束する最善の方法にもならない。[★2] ワクチンを接種する時期を開《あ》けたり遅らせたりすれば副作用の発生を最小にできるという考えは、まったく科学的根拠のない、ドクター・ボブの個人的な憶測でしかないからだ。[★3] 彼の唱える全ワクチン代替スケジュールは、楽観的に言えば、病気予防と安全なワクチン接種の両者をほどほどにカバーするプランだろう。このスケジュールに従えば、親は病気予防の利益をほどほどに得られるかもしれない。だが、最も予防すべき時期に予防できず、また、ワクチン接種の潜在的な副作用リスクはいずれにせよすべて負うことになる。

ドクター・ボブの全ワクチン代替スケジュールに従うには、時間と手間が余分にかかる。時間と手間をかけるに値すると読者に思わせるためには、生後間もないころ病気に感染する可能性をなるべく小さく見せ、生後間もないころワクチン接種する危険性を誇張して見せなければならない。『ザ・ワクチン・ブック』の大半は、この最小化と誇張に費やされている。ドクター・ボブは、破傷風は乳児の病気ではない[★4]、ヒブ病はめったに起こらない[★5]、麻疹はそれほどひどくならないと書く[★6]。だが、破傷風が途上国で毎年何十万もの赤ん坊を命を奪っていることを書いていない。大半の子どもが生後一、二年のうちにヒブ病を引き起こす細菌に出会うことや、過去に麻疹がどんな病気よりも子どもの命を多く奪ってきたことも書いていない[59]。

ワクチン接種に関して中間的な立場をとるというアイデアは、たしかに魅力的だろう。利益相反と非難される専門家の見解が乱立する中で求められているのは公平な見解で、それを示したい、とドクター・ボブはこの本の序文で約束している。しかし、『ザ・ワクチン・ブック』の見解は公平ではなく、何通りもの解釈を許すあいまいなものだ。たとえばドクター・ボブは、「ワクチンは自閉症を引き起こさないが、例外は存在する」というような書き方をする。ワクチンと副作用の因果関係を示す証拠が見つからない件については、「真実は因果関係と偶然のあいだのどこかにあると私は確信している」と言葉を濁す。

ワクチンと副作用にほんとうに因果関係があるのか、それとも単なる偶然なのかはもちろん不明だ。ワクチン接種後に生じうる二次的な副作用は多数ある。たとえば、麻疹・おたふく風邪・風疹の三種混合ワクチンは高熱を引き起こすことがあり、それがけいれんにつながることがある。もともと乳児は熱性けいれんを発症しやすく、このけいれんはワクチンのせいではなく発熱のせいだ。ワクチン後にけいれんを起こした乳児は、ワクチンではなく自然感染していても発熱してけいれんを起こしていただろう。だが、ワクチンの副作用の話になると、ドクター・ボブも含めて多くの人がこの区別をしていない。間接的な因果関係を直接的な因果関係と混同するのだ。因果関係と偶然についての話から察するに、ドクター・ボブの「中間的な立場」というのは、単に聞こえのよさを追求しただけであることに私は気づき始めた。

ドクター・ボブが「中間的な立場」をとるのは、ワクチンをめぐる会話において、極端なところではなく控えめなところに位置修正しておきたいという理由もありそうだ。彼は、

20
ドクター・ボブの安易すぎるアイデア

ワクチン接種を拒否する親の子は診ないという方針の小児科医について、「このような強硬論がどこから来るのかわからない」と書いている。ドクター・ボブが知らないはずはないだろうが、非ワクチン接種児の診察はしないという方針の小児科医は、待合室感染を危惧している。非接種児が病気になったからと診療所にやってきて、ワクチン接種年齢に達していない乳児に病気がうつることを心配しているのだ。二〇〇八年にはスイス旅行から戻った非接種児が麻疹を持ち帰り、他の十一人の子どもにうつした出来事があったが、その非接種児の家庭医がドクター・ボブだった。ただし、麻疹を拡散した場所、すなわち非接種児が未接種乳児三人に麻疹を広めた場所は、ドクター・ボブの待合室ではなかった[60]。「その麻疹患者を診察し、待合室に入れた小児科医は私ではない。私はこの件に一切かかわっていない」と彼は書いている[61]。再度質問されると「たしかに私は長年、その一家の家庭医をしていたが、診療所は地理的に離れている。この出来事のとき、彼らは近所の小児科を訪ねた」とつけ加えた[62]。ドクター・ボブは、別の医者の待合室のことに関心はなく、公衆衛生は個人の健康とは完全に無関係と考えているようだ。彼はB型肝炎ワクチンについて、「公衆衛生の観点から重要なワクチンだが、個人の観点からはそれほど重要ではない」と書く。この言葉の筋をとおすためには、個人は公衆に属さないという前提が必要になる。

ドクター・ボブは、公衆衛生は個人の健康とは違うと強調する。ポリオワクチンについてはこう書いている。「個々の子どもがポリオにかかるのを防ぐためにこのワクチンを打つのではない。そうではなく、突然流行したときに国全体を守るために打つのである」。そして、つぎのようにも認めている。「もしこのワクチンを使うのをやめてしまったら、おそらくポリオは戻ってくる。五十歳以上の人なら、それがどれほど恐ろしいことが知っているだろう」。彼自身は若すぎて、ポリオの記憶はないそうだ。ジフテリアや破傷風の子どもを治療したこともないという。「いつの日か、どの副作用が真にワクチンの副作用かを知る方法が発見されることを望んでいる」と彼は書く。[63] そう、彼もまた、未来の知識を当てにしているだけなのだ。科学的発見という無限の見込みを使って、ギャンブルをいかにも慎重な投資のように見せかけている。

★1——臍帯血移植を受ける小児患者の大半は、自分の臍帯血ではなく他のドナーの臍帯血を必要とする。なぜなら自分の臍帯血には、移植治療が必要になったまさにその原因が含まれている可能性が高いからだ。公的な臍帯血バンクの利点はここにある、と小児科医のルーベン・ルコバは言う。なお、ルコバの娘は、公的バンクから移植を受けて命を救われている。彼は二〇一〇年に「公的バンクは民間バンクよりすぐれている」と題する論文でつぎのように書いた。全国的な登録システムになっている公的バンクなら、提供した血液はかなりの確率でそれを必要としている人のところに届く。民間バンクに貯蔵されている血液は、かなりの確率で使用されないままになる――自身の臍帯血を使える小児患者は二十万人に一人くらいしかいないからだ。また、公的バンクは国が定めた厳しい基準をクリアしなければならないが、民間バンクはその規制を受けていない。米国小児科学会は二〇〇七年、民間臍帯血バンクに対する声明文を発表し、その中で、民間バンクは立証されていない不必要なサービスを売っているようだと懸念を表明した。

★2――『ペディアトリクス』誌に掲載された二〇一一年の調査によると、一割以上の親が推奨されているワクチンスケジュールとは別のスケジュールを採用していることが判明した。CDCの推奨スケジュールに従っている親でも四分の一以上が接種時期を遅らせたほうが安全だと考えており、それは別のスケジュールに変更する可能性のある予備軍だ、と調査した研究者らは論じた。

★3――米国医学研究所は、親や支持団体やメディアの懸念に応えるよう設計した研究を実施し、二〇一三年に「小児予防接種スケジュールと安全性」と題する報告書を発表した。この報告書は、標準スケジュールとは別のスケジュールに従う合理的理由を見出せなかったとして、つぎのように結論を出した。「調査委員会は、推奨されている予防接種スケジュールが安全でないという有意な証拠を何ひとつ見出せなかった。さらに、既存の監視報告体制が、予防接種に関連する既知の有害事象の特定に役立つことも確認できた。国の調査インフラは盤石なシステムである」

★4――破傷風菌の胞子はあちこちの土壌にいて、乳児を含むだれであれ、土に触れると皮膚の傷から破傷風に感染する可能性がある。途上国では多くの新生児が処理の不完全なへその緒を通じて破傷風に感染する。アメリカでは一九三八年にワクチンができてから、破傷風による死者数は九十九パーセント減少し、新生児破傷風はほぼ発生しなくなった。これは、分娩環境が改善したからでもあり、破傷風ワクチンを接種している母親から生まれた赤子は母体の抗体で一時的に守られているからでもある。二〇〇一年から二〇〇八年にかけて、アメリカで破傷風に感染した新生児は一人しかいなかった。

★5——多くの人が鼻やのどにヒブ菌を常在させているが、病気にはならない。アメリカではヒブワクチンが導入される一九八五年より前はヒブ菌感染が髄膜炎の主原因で、五歳未満の小児のおよそ二百人に一人が侵襲性ヒブ病を発症し、毎年一万五千人以上の子どもがヒブ髄膜炎に苦しんだ。

★6——アメリカでは、麻疹になった小児の二十人に一人が肺炎になる。肺炎はしばしば死をもたらす。麻疹の致死率は年齢その他の要素で変わるが、五歳未満の小児と成人で高くなる。一九八七年から一九九二年にかけて、アメリカでは麻疹がきっかけで死に至ったケースが千件に三件発生した。しかし、この国の麻疹の致死率は通常、千件に一件と推定されている。

21 こんなに幼い子に——多すぎる、早すぎる

私の祖父は十歳で父親を亡くした。もう一方の祖母と祖父はきょうだいを感染症で亡くしている。ある家では幼児を麻疹で、十代の子を敗血症で亡くし、別の家では幼児を百日咳で、十代の子を破傷風で亡くした。私の父方のおじは少年時代にリウマチ熱で六か月も寝たきりになった。そのおじはリウマチ熱を生き延びたが、その後ずっと心臓障害に苦しみ若くして心不全で亡くなった。

父は子どものとき、五種類の病気に対するワクチン接種をした。私は七種類で、息子は十四種類だ。小児ワクチンの急激な増加に「アメリカの過剰」を感じる人は少なくない。反ワクチン運動のスローガンのひとつに「多すぎる、早すぎる」がある。このスローガンは、アメリカの現代生活のあらゆる面に対する批判に使える。

父が接種された天然痘ワクチンには、現在使われているどんなワクチンよりはるかに多い免疫活性化タンパク質（いわゆる活性成分）が含まれていた。これらのタンパク質は人体の免疫系がワクチンに反応するとき、その反応を増強させる。活性成分の量という点でいえば、私たちの親世代が天然痘ワクチンを一回受けたときの免疫系への負荷は、私たちの子世代が二年間で十四種類のワクチンを二十六回受けたときのトータルの免疫系への負荷よりも大きい。

　小児科医のポール・オフィットは、あまりに早い時期にあまりに多くのワクチン接種が予定されていることへの懸念にどう答えればいいかと仕事仲間から相談され、乳児の免疫系の許容量を数値化して見せることにした。その許容量は予想以上に大きかった。乳児は子宮を離れた瞬間に、まだ産道を下っている最中であっても膨大な細菌による猛攻撃にさらされる。[★1]密閉容器の中で育てられないかぎり、どんな乳児も日々細菌との戦いに明け暮れていて、それは弱められた混合ワクチンを処理する作業の比ではない。

　オフィットはペンシルヴェニア大学の小児科学教授で、フィラデルフィア小児病院感染症部門の部門長でもある。ワクチンの共同開発に携わり、ワクチン接種に関する何点かの本を著し、米国疾病管理予防センター（CDC）の予防接種諮問委員会の委員を務めたこともある。なのに、インターネット上では「悪魔の使い」あるいは「ドクター・金儲け《プロフィット》」

と呼ばれ、罵詈雑言を浴びせられている。それもこれも、オフィットがワクチン接種の重要性を正面きって語っているからだ。

オフィットを悪魔よばわりしているウェブサイトには、首をかしげたくなるようなサイトが少なくない。たとえばあるサイトには、ホロコーストはでっちあげで、ユダヤ人排斥主義はイスラエル建国を正当化するためにシオン主義者が考え出したものだという主張とその裏づけが山のように載っている。[★2] オフィットを「ワクチンで金儲けする医者」と非難しているJ・B・ハンドリーというブロガーは、本人自身が金儲け大好き人間だ。投機資本家のハンドリーは十億ドル以上を運用している未公開株式会社の共同設立者で、自閉症擁護組織ジェネレーション・レスキューの共同設立者でもある。[★3]

オフィットは著書『自閉症の誤った予言』で、ワクチンが自閉症を引き起こすという理論が生まれた歴史を探り、その理論を否定する研究を詳述した。ワクチンが自閉症を引き起こすかどうかという疑問は、現在進行中の科学的議論のどこにも上がっていない、とオフィットは断言する。彼はさらに、ジェネレーション・レスキューのような組織が豊富な資金を使って誤情報を拡散し、効果のない治療法を宣伝していることを暴いた。だが、自閉症児の親の中にはオフィットの主張こそがでっちあげだと考える者もいる。[★4] オフィットのところには「おまえの首を締めあげて殺してやる」という電子メールが届く。[64]

オフィットは、自分の研究が金儲け目的のためだと言われ続けることに、深く傷ついている。あまりの馬鹿馬鹿しさに笑い出したくなることもある。「仮にも科学を志した人間が、真実を欺くような研究をすると思いますか？　そんなことをしたとして、どれだけお金が儲かるというのでしょう？」と彼は問う。

オフィットは研修医時代に生後九か月の赤ん坊がロタウイルスで命を落とすところに立ち会った。そのときまで、アメリカでロタウイルスで死ぬ子どもがいるなど考えたことがなかった。彼は研修医を終えると、ロタウイルスを予防するワクチン開発をめざす研究チームに参加した。ロタウイルスは毎年、アメリカで七万人の子どもを入院させ、発展途上国世界で六十万人の子どもを死なせていた。一九八一年当時、研究チームにとってワクチンを作るという目標までの道のりは長く険しかった。

「免疫反応を引き出しながら病気を発症させないワクチンを作るにはどうしたらいいか、という問いの答えが出るまでに、十年かかりました」とオフィットは言う。「その後はひたすら会社訪問です。ワクチンを作る資源と技術を持っているのは製薬会社だけですから。製薬会社は守られていない技術に投資してくれません。だから私たちは、特許を取る必要がありました」。ワクチンの特許は取ったが、市場に出せるかどうかはまた別問題だった。

ロタウイルスのワクチン「ロタテック」は、十六年かけて少しずつ規模を大きくした小児臨床試験で安全性のテストがくり返された。最終的な安全試験には十二か国から七万人の小児が参加し、メルク社がその費用、三億五千万ドルを負担した。ワクチンが認可されると、フィラデルフィア小児病院はその特許を一億八千二百万ドルで売却した。病院は研究者たちの知的所有権を保有している。その金額の九十パーセントは病院での研究費に戻される。残りの十パーセントはワクチン研究に二十五年を費やした三人の研究者に分配される。

ほかの薬と比べてワクチンは開発に莫大な費用がかかるわりに儲けが少ない。「ロタテックによるメルク社の二〇〇八年度の収益は六億六千五百万ドルだった」と、ジャーナリストのエイミー・ウォレスは述べる。「一方、ファイザー社のリピトールのように大当たりした薬は、年に百二十億ドルを稼ぎ出す」。古いワクチンは、新しいワクチンよりさらに儲けが少なくなる。ワクチン生産は割が合わないと、過去三十年に多くの製薬会社がワクチン事業を閉鎖した。

ロタウイルス・ワクチンの成功がなぜこれほど悪しざまに言われるのかわからない、とオフィットはため息をつく。だが彼には、ひとつ思い当たるふしがある。何種類のワクチンなら多すぎるのか、と問われた際に、オフィットは思いきって、一人の小児は理論的に合計十万種類のワクチンを許容でき、一度に百種類のワクチンを接種しても大丈夫だと答えたことがあった。彼はいま、十万種類という数字を出したことを後悔している。その数字が不正確だったからではない。「十万種類と言ってしまったことで、私は気が狂っていると思われてしまったのです」と彼は言う。「イメージの問題ですよ。自分の腕に十万本の注射が打たれるところを想像した人は、そんな数字を語る人物のことを信用しないでしょう(65)」

★1——一個の細菌の中には、二千から六千の活性成分（免疫反応を呼び起こすタンパク質）が含まれている。なお、天然痘ウイルス・ワクチンには、およそ二百の活性成分しか含まれていない。

★2——このウェブサイトはwhale.toといい、「ワクチン接種」とグーグル検索すると上位にヒットする。このサイトにはさまざまな好奇な話題と共に、ユダヤ人の主導者たちが経済とメディアを牛耳って世界征服を計画しているという会話形式の怪文書『シオン賢者の議定書』の全文が載っている。

★3——ジェネレーション・レスキューは発足直後の二〇〇五年に、ワクチンが自閉症の原因であるとする説を宣伝するため、『ニューヨーク・タイムズ』と『USAトゥデイ』に全面広告を出すなど大がかりなメディア・キャンペーンを張った。ジェニー・マッカーシーは同組織のスポークスウーマンを務め、現在はその会長となっている。

★4——ポール・オフィット著『自閉症の誤った予言』に、ウェブサイト neurodiversity.com の創設者キャスリン・シーデルや、自閉症の歌姫として知られるカミール・クラークほか、そうした親たちのプロフィールが多数、載っている。

22 「本物らしさ」の誘惑

一歳児検診で息子を医者のところに連れていくと、そろそろ水ぼうそうの予防接種をする時期だと言われ、驚いた。息子はすでに、ヒブ、ジフテリア、B型肝炎、ロタウイルスのワクチン接種を受けていた――どれも私にはなじみのない病気ばかりだ。しかし、水ぼうそうならよく知っている。私の家では四人いた子ども全員が一度に水ぼうそうになった。いちばん下の妹はまだ一歳で、私は鼻とのどと耳に水疱をつけていた。父が仕事に出かけているあいだ母は家に残り、私たちの体を重曹入りの湯で洗った。四人もの病気の子を看病した母がどれほど大変だったか、私は自分に子ができて初めて思い知った。ともあれ、息子に水ぼうそうのワクチンまで打たせるのは「過剰だ」と感じた。

私が小児科医に、予防接種するのは死亡する可能性のある病気だけにしたいと思うのですが、と言うと、医者は心得たように微笑んだ。水ぼうそうが息子さんを殺すことはないでしょう、でもこの病気にならないほうがいい理由はいくつかあります、と医者は言った。抗生物質に耐性のあるウイルスによる皮膚感染症は、私が子どものころからすでに増加していた。水ぼうそうをきっかけに、ブドウ球菌、A群連鎖球菌（俗に人食いバクテリアと呼ばれる）、肺炎、脳炎に発展することがある。また、どの病気にも言えることだが、水ぼうそうは軽症ですむ場合と重症になる場合がある。水ぼうそうワクチンが導入されるまでは、年間一万人の子どもが入院し、およそ七十人が亡くなっていた。ここまでの説明だけで私が息子に水ぼうそうワクチンを受けさせる気になるには十分だったが、まだ続きがあった。

ひとたび水ぼうそうに感染すると、水痘ウイルスは二度と体から出ていかず、神経根にとどまって生き続ける。免疫系は生涯、そのウイルスを抑えつけておかなければならない。ストレスなどで免疫系が弱まったとき、水痘ウイルスは痛みを伴う神経の炎症である帯状疱疹として戻ってくる。目覚めたウイルスは脳卒中や麻痺を起こすこともあるが、帯状疱疹で最もよくある合併症は数か月も数年も続く神経痛だ。自然感染の水ぼうそうで得た免疫力は、そのウイルスと継続的に綱引きゲームをする。

ワクチンのウイルスは水ぼうそうを防ぐとともに、やはり神経系にとどまる。ただし弱められたウイルスなので、帯状疱疹として目覚める可能性はかなり低い。たとえ目覚めたとしても重症の帯状疱疹になりにくい。水ぼうそうワクチンでつけた免疫力が自然感染でつけた免疫力に比べて長持ちしないことを懸念する親もいる。大人になってからの水ぼうそうは重症化しやすいから、思春期のころもう一度、ワクチンを打つべきだと言う人もいる。

「はあ？」と父は言った。私が父に、水ぼうそうパーティーというものがあることを説明しようとしていたときのことだ。「自分の子に水ぼうそうをうつしてもらおうと考えている人たちがいるんだけど」と、そこまで言って私は言葉に詰まった。医者を相手にこの状況をどんな理由で説明すればいいのだろう？「そんなやつらは間抜けだ」と、父は私の代わりに続きを言った。

私は、そうした親たちが間抜けだとは思わないが、社会が産業化する前の時代のノスタルジーに浸っていることは理解できる。私自身もそうしたノスタルジーに引かれることがあるからだ。私たちはかつて、野生の中で暮らしていた——山の尾根にクーガーがいて、草原に野火が燃え広がる世界に。そこは危険だらけだったが、レイチェル・カーソンの言葉を借りれば、危険もまた完全にバランスのとれた自然界の一部だった。そんなノスタルジーに浸りながら、水ぼうそうの独特の発疹が「バラの花びらに落ちたしずくのよう」と表現されるのを聞けば、さほど心配する病気ではないだろうと思ってしまうだろうし、水痘ウイルスに野生型とワクチン型の二種類があると聞けば、野生型のほうがすぐれていると思ってしまうだろう。

二〇一一年のテレビのニュースで、「水ぼうそうキャンディー」を売っていたナッシュビルに住む女性へのインタビューが報じられた。そのニュースをきっかけに、水ぼうそうにかかった子が舐めたキャンディーを親同士で交換している実態があることが明らかになった。連邦検事はすぐさま、郵便でウイルスを送るのは違法だと指摘した。水ぼうそうキャンディーは一個五十ドルで、ワクチンではなく自然感染で子に免疫力をつけさせたいと願う親に向けて売られていた。感染症専門家は、そんな方法で親の望みどおりになるはずがないと言う。キャンディーを介して水ぼうそうがうつることは理論的にはあるかもしれないが、この病気は通常、空気感染する。さらに、水痘ウイルスは郵便による配送を生き延びるには弱すぎる。一方、キャンディーはB型肝炎など頑丈なウイルスを運ぶには適しているともいえる。B型肝炎ウイルスは体外で少なくとも一週間、生きられる。そもそも病気の子どもが舐めたキャンディーには、B型肝炎だけでなく、インフルエンザ・ウイルスやA群連鎖球菌、ブドウ球菌がついているかもしれない。

水ぼうそうキャンディーが危険なのは、かつて腕から腕へのワクチン接種が危険だったのと同じく、別の病気までうつる可能性があるからだ。十九世紀に、ワクチン接種の代替として人痘接種に人気が集まったことがあった。軽症の天然痘を発症した人から膿をもらって意図的に感染させる方法だ。ワクチン接種も人痘接種もそれぞれ危険性はある。どちらも高熱を引き起こしたり、予防するはずだった感染症を発症したり、梅毒などの病気をもらったりする可能性があるからだ。とはいえ、人痘接種はそれで防ぐはずの感染症で一パーセントから二パーセントの死者を出しており、ワクチン接種よりはるかに危険だった。にもかかわらず、エドワード・ジェンナーがワクチン接種を広めたあとも、人痘接種は消えずにイギリスで人気を保ち続けた。なぜなら人痘接種を望む人は「本物と思えるほうを好んだからだ」と、ナジャ・ドルバッハは書いている[★1(66)]。

コカ・コーラが一九四〇年代に「これぞ本物」というスローガンで売り出したころには、もうコカインは入っていなかった。コカ・コーラは本物ではなかったし、そもそも真に本物だったことはない。一八八六年にコカインとカフェインを組み合わせて「神経トニック」を開発した薬剤師は、神経障害、頭痛、インポテンスを治すと主張した。中身は香りをつけたエリキシルに習慣性のある興奮剤を加えただけのものである。神経トニックは人気を博したが、それが健康に役立ったから人気になったわけではない。

一九八五年に成分を変えたニュー・コークが発売されたが、事前の目隠しテストでコカ・コーラより好まれたにもかかわらず、売れ行きは悪かった。訴訟、ボイコット、抗議行動が起こった。ニュー・コークが、それまで「これぞ本物」のスローガンで売り出されてきた商品の代わりに簡単にならなかったことは、コカ・コーラ社にとってはさほど驚きではなかっただろう。私たちは模造品を警戒する——たとえそれが旧型より改良されたものだったとしても。私たちはワクチン型ではなく野生型のウイルスに引かれる。そして私たちは、自分の子に水ぼうそうの本物を体験させたいと思う。水ぼうそうへの意図的な感染が親たちの心をとらえるのは、そこに本物らしさがあるからだ。本物らしさはワクチン接種にはなくて、人痘接種にはある。さらに、小児感染症の専門家アン・モスコナは、十九世紀に人痘接種に引かれた人たちは、「自分たちだけで」免疫性を手に入れることに引かれたのではないかと見ている。それは現代の水ぼうそうキャンディーや豚インフルエンザ・パーティーに通じる、自警団的発想の予防接種だったというのである。(67)

★1——十九世紀前半における「本物」の医療とはどんなものであるかを定義するのはむずかしい。当時、医療行為は接骨医、産婆、薬草治療師、さまざまな素人治療師、そして「正規の」医者が担っていた。正規の医者といっても実情はごた混ぜ状態だ。医師免許のようなものはなく、標準治療のようなものもなく、医学の学位は公然と金で買えたからだ。

ナジャ・ドルバッハによれば、医者たちは医療を合法的な職業として確立することを目指し、非正規の医療行為を規制しようと奮闘する過程で、自分たちには種痘をする独占的な権限があると主張した。イギリスの医者たちの組合が一八四〇年に発表した報告書には、各地を巡業している偽医者や物売り、鍛冶屋、税収税吏、薬売りによって種痘がおこなわれている実態への不満が書かれている。要は、医薬品の類を扱う人ならだれでも接種できたということだ。

やがて、ワクチン接種をする権限は医者と免許制の種痘医に限定されることになり、人痘接種は一八四一年にイギリスで違法となった。これは予防接種のよりよい規制という意味では前進だったが、政府が医者と共謀して医療の独占化を図ろうとしているのではないかという不安を高めた。この法律制定により、医療のプロ化と標準化への抵抗が、政府当局への抵抗に加わった、とドルバッハは考察している。

23 免責と良心

かつて疫病が流行している時期に強制的にワクチン接種をさせるとき、「明白かつ目前の危機」という言葉が大義名分として使われた。さらに、「良心的拒否者」という言葉は、現代でこそ本人の意思に基づく兵役拒否者を意味するが、もとはといえば種痘拒否者のことを指していた。一八五三年にイギリスで制定された強制種痘法はすべての乳児にワクチン接種を義務づけたものだったが、あちこちで抵抗に遭った。その後、抵抗した者に罰金が科されることになり、罰金を払えない者には所有物の差し押さえや投獄が待っていた。一八九八年、イギリス政府はその法律に、親に適用除外を申請させることを許す「良心条項」をつけ加えた。この条項はかなりあいまいで、拒否者が拒否の理由を良心に帰していることを治安判事に納得させるだけでよかった。[★1] その結果、何十万人もの良心的拒否者が現れ、地域によっては新生児の大多数がそれにより適用除外となった。と同時に、良心を有するとは正確にはどういうことなのかをめぐって議論がわき起こった。

良心的拒否者という言葉が法律用語になる前は、種痘拒否者が自分たちのことをそう呼んでいた。怠惰で無関心なために子に種痘をさせない親といっしょにされないために、自分たちは良心的拒否者だと表明したのである。この良心的という形容詞には、子を思う親による意思を伴う判断という意味がこめられている。良心的拒否者たちは、良心は評価できるものではないし評価されるべきものでもないと主張した。治安判事たちは、良心的拒否者の良心が正しいことの証明を求めるかどうかという問題を長々と議論した。「こんな法律は理解できない」と、ある治安判事は憤慨した。「その人のことはよく知っていて、その人が良心を有すると訴えてきても、私にはそれで十分なのかどうかわからない」。良心条項からはその後、「納得させる」という単語が削られ、種痘が子どもに有害だと考える信念が良心的拒否者にありさえすれば、その信念に合理的な根拠がなくてもかまわないという一連の覚書が付された。国会はこの法律についてさんざんもめたあと、良心とは定義がじつに困難な言葉である、と結論を出して終わりにした。(68)

オックスフォード英語辞典は「良心」という言葉について、良心条項が出現したころから現在に至るまで、基本的には善悪に関することだと定義している。同辞書の最新版を見ると、いちばん初めに出てくる定義は、「ある人が責任を負う物事についての善悪の感覚」である。つぎの六つの定義で言及されているのは、倫理観、正義、公正、正しい判断、罪の意識、知識、洞察、神などで、八番目と九番目の定義には感情や心といった単語が入ってくるが、「現在はほとんど使用されない」「廃用」といった注記がついている。

ワクチン接種が良心の問題になるより何十年も前に天然痘を生き延びたジョージ・ワシントンは、独立戦争の兵士に予防接種をするかどうかという難問にぶちあたった。一七七五年、ケベックを包囲していた大陸軍（独立戦争当初、ジョージ・ワシントンが組織したアメリカ植民地の軍隊）は、兵のおよそ三分の一が天然痘に感染した。大陸軍は初戦で敗北し、撤退を余儀なくされた。天然痘は、植民地においては流行病として十万人の命を奪っていたが、イギリスでは風土病のようになっていて、イギリス軍側の兵士はほとんどが小児期の感染を生き延びた免疫保有者だった。ジェンナーのワクチンが考案されるのはまだずっと先である。ワシントンは兵士に人痘接種させるという対策を打つかどうかで迷った。人痘接種が危険なことは重々承知していたし、アメリカ植民地の中には人痘接種を違法と定めている地域もあった。彼は何度か、人痘接種を命じたかと思うと数日後にその命令を撤回する、ということをくり返した。やがて、イギリス軍が生物兵器として天然痘を

広めようとしているという噂が流れ、ワシントンは意を決し、新規採用した兵士全員に人痘接種を命じた。(69)

いまアメリカという国が存在するのは、ワシントンが決断した予防接種に負うところがある。と同時に、強制的なワクチン接種への抵抗という現代に通じる運動に負うところもある。初期のワクチン拒否者は、アメリカにおける警察権力の拡大に法的な異議申し立てをした第一世代でもあったからだ。彼らのおかげで、私たちは銃口を突きつけられて無理やりワクチンを接種させられずにすんでいる。★2 女性の妊娠中絶が否定されずにすんでいるのも、間接的には彼らのおかげだろう。一九七〇年代の「性と生殖に関する権利」の主要な訴訟のいくつかは、先例として、一九〇五年の最高裁判所におけるジェイコブソン対マサチューセッツ州の裁判を引き合いに出した。ジェイコブソン裁判とは、ワクチン拒否をした聖職者が、同州が定めた強制ワクチン接種の法令を自由の侵害だとして訴えたものだ。その聖職者は、以前にワクチンを接種して自身の健康を害したから、それ以降、ワクチン接種を拒否していた。この裁判は、アメリカ市民を令状なしの捜査と留置から守るための先例としても使われてきた。この裁判における判決は、集団の利害および国家権力と、個人の権利を釣り合わせようとしたもので、強制ワクチン接種の法令を尊重しながらも、その法律の下で抑圧や不当な扱いを受けるかもしれない個人のために免除を認めるよう国家

に求めた。(70)

アメリカでは、連邦政府による強制ワクチン接種の法律が施行されたことは一度もない。強制法は、二十世紀初期に一部の州で存在したが、三分の二の州には存在せず、強制を違法とする州さえあった。校区によっては児童が公立学校に入学するのにワクチン接種していることを条件としていたところもあったが（現在もそれを条件にしているところはある）、さほどの強制力はなかった。たとえばペンシルヴェニア州のグリーンヴィルでは、学童の三分の一が医療的見地からワクチン接種の免除を供与されていたという。

その当時、唯一推奨されていたのは天然痘ワクチンだったが、そのワクチンには重篤な副作用があり、また細菌で汚染されるという事故が頻発した。さらに特殊事情として、アメリカでは十九世紀から二十世紀へと世紀が変わるころ、弱いタイプの天然痘の新株が現れた。そのヴァリオラ・マイナー（小痘瘡）に感染しても、死亡率はたったの一パーセントだった。ヴァリオラ・メジャー（大痘瘡）に感染したときの死亡率が三十パーセントなのとは対照的だ。天然痘の死亡率が低かったことを追い風に、それまで散在していたワクチン拒否者たちが、ローラ・リトルのような活動家が率いるワクチン反対運動に集結していった。リトルは、「あなた自身が医者になり、身体という機械を自分で動かすのだ」と鼓舞した。ある都市では、武装した群衆が種痘医を追い払うような事態もあった。ジャー

ナリストのアーサー・アレンは、「ワクチン反対の暴動は別段めずらしいことではなかった」と書いている。(71)

イミュニティ（immunity）という言葉が病気の文脈で「免疫」を意味するようになるずっと前から、この言葉は法律の文脈で「免責」を意味していた。免責とは、国家に対する兵役や義務の免除である。イミュニティに、兵役から自由になることの意味に加えて病気から自由になることの意味が加わったのは、十九世紀後期に国家がワクチン接種の義務化を始めたころだ。ややこしくて頭が混乱しそうだが、良心条項を使って免疫義務を拒否することは、ある種の免責だったということだ。ちなみに、自分自身を病気に対して弱いままでいさせてもらうという状態は、現在でも合法的な特権であり続けている。★3

辞書の定義はさておき、良心を有するとはどういうことを意味するのか。一八九八年にイギリスの国会で決着がつかなかったこの問題は、現在もまだ決着がついていない。私たちは、それが欠けている状態なら認識できるようだ。あの人は良心がない、というように。だが、欠けているものとはいったい何だろう？　私はこの問いを妹にぶつけてみた。私の妹はイエズス会系カレッジで倫理学を教えており、北米カント協会の会員でもある。「むずかしい質問ね」と妹は言った。「十八世紀にカントは、人には自分で自分の良心を調べる義務があると書いているわ。それは、良心はぱっと見てわかるものではないから、丹念に調べて解読しなければならないという意味よ。カントは良心を内なる裁判官だと考えていて、その仕事を説明するのに法廷をたとえに使ってる。良心の法廷では、同じ一人の人間が、裁く側と裁かれる側の両方になる、とね」

それはつまり、良心は考えることから生み出される思考の産物という意味だろうか、と私は尋ねた。「それはわりと新しいコンセプトね」と妹は答えた。「以前はもっと感情に近かったかも。でも、いまでも私たちは、良心の痛みを感じる、というような言い方をするでしょう？　思考なんだけれど感情とつながっているような言い方を」。妹によれば、カントは内なる裁判官のことを「心を精査する者」と言い換えていたという。

「いちばんむずかしいのは、ただの不快な感情と、真の良心が自分に語りかけていることを、どう区別すればいいのかという部分ね」と妹は言った。その言葉は私の中にいまも突き刺さり、私が自分の良心の声だと思っているものは、じつは別のものかもしれないという思いに心が乱れている。私は恩師の一人に、人は自分の良心をどう認識するのだろうかと尋ねてみた。元教授で小説家で、文学研究の一環として旧約聖書を教えている恩師は、真顔になり、私の目をのぞきこむように「良心は非常に明確な感覚だから、ほかの感情と混同するとは思えませんせん」と答えた。

「倫理観はまるまる個人のものではないのよ」と妹は言った。「言語がまるまる個人のものでないのと同じ理由で。人は、自分一人のためだけに倫理的な人間にはなれないの。でも、良心を善と悪についての個人的な感覚だと思うのは、正義に対する社会的コンセンサスが不十分だからかもしれない。もちろん、個人の善悪観が社会を変えるというような例は歴史にいくつも見つかるわ。社会で優勢になっている道徳法則に欠陥があるとき、それはおかしいと個人が抵抗することで社会を律して正すというような例はね。でも、社会が容認している道徳法則に自分の行動を合わせようとする内なる声が良心だと考えれば、良心は、あなたの行動を律して正すものなのよ」

ワクチン接種を通じて得られる免疫力の恩恵のひとつに、病気の流行が抑えられればワクチン接種をしない少数派も助かるという点がある。しかし、その少数派は何人までなら大丈夫なのだろうか。集団免疫の効果が失われてワクチン接種者にも非接種者にも病気のリスクが高まる限界点は、病気の種類と、ワクチンの種類と、その集団しだいでいかようにも変わる。[★4] さらにたいていの場合、私たちは事前にその限界点を知ることはできない。限界点を越えて初めて知る。良心的拒否者は病気の流行を引き起こしうる潜在的な危険分子だ。保険に加入することで守られていると安心し、かえって軽率な行動が増えてしまう傾向を経済学者はモラル・ハザードと呼ぶが、それと同じことがここでも言える。私たちの法律は、少数の人が医学的理由や宗教的理由、哲学的理由によりワクチン接種を免れること許している。だが、自分がその少数派に加わるかどうかの判断は、まさに良心が決めることだ。

ドクター・ボブは『ザ・ワクチン・ブック』の「あなたの子にワクチン接種させるのはあなたの社会的責任か？」と題する節の中で、「周囲にいる子の健康より自分の子の健康を優先させる親を私たちは責められるでしょうか？」と問うた。だれだってわが子を思う親を責められないと思わせる巧妙な文章表現だったが、私はごまかされなかった。この本の別の節で、ドクター・ボブはＭＭＲワクチンを不安に思う親に向けてこう助言しているのだ。「その不安を近所の人と共有しないほうがいいでしょう。多くの人がＭＭＲワクチンを避けるようになったら、病気はあっという間に戻ってきますから」[72]

倫理学者に相談しなくても、この論法がどこか間違っていることくらい、私にもわかった。だが、その時点でまだもやもやとしていた私の頭の中を整理してくれたのは妹だった。「ここで問題なのは、自分のためだけに特別な免除を使うことよ」と妹は言った。そして、哲学者のジョン・ロールズが提唱した考え方を説明してくれた。あなたがこの先、社会でどんな立場に置かれるかわからないと想像してみて。お金持ちになるかもしれないし、貧乏人になるかもしれない。教育を受けられるかもしれないし、受けられないかもしれない。

医療保険に入れるかもしれないし、入れないかもしれない。か弱い乳児かもしれないし、立派な大人かもしれない。HIV陽性者になるかもしれないし、たまたま健康な免疫系を保持しているかもしれない。どんな立場になるかわからないという前提に立ったとき、あなたはどんなことを望む？　おそらく、あなたがどんな立場になっても公平に正義が分配される体制を望むはずよ。

「私たちはみんな依存し合っている存在なのよ」と妹は言う。「あなたはあなたの身体を所有しているわけじゃない――独り占めにはできないの。人々の身体は互いに独立した存在ではないから。私たちの身体の健康は、いつだって他者が選択することに左右されるのよ」。ここまで言って、妹は口ごもった。彼女にしてはめずらしいことだ。「どう言えばいいのか私にもわからないのだけど。要は、自立とか独立なんてものは、ただの幻想なんじゃないかということよ」

★1――当時、良心的拒否を女性が申請できるのかが議論になった。ある政治家が、子どもの法的な保護者は男性であり、女性が家の外で良心を行使するのはふさわしくないと主張したからだ。法律の文面は親という言葉を使っていて女性を排除していなかったが、地域によっては女性の申請は退けられ、父親だけが申請できたという。逆に、申請者のほぼすべてが女性だった地域もある。最終的に、このあいまいな条項は女性からの申請を含むと解釈された。「この解釈が定まったのち、まず申請してきた良心的拒否者は多くが労働者階級だったが、女性もかなりの数にのぼった」とナジャ・ドルバッハは書いている。

★2――私たちが感謝すべき人々はほかにもいる。現行のワクチン・スケジュールが安全になっているのは、一九〇一年の天然痘流行時にワクチン接種を拒否した親たちのおかげだ（詳しくは218頁、★2参照）。一九八四年にワクチンの副作用を追跡するよう議会に訴えた親たち（このときの親たちがのちにＮＶＩＣとなる。126頁、★1参照）や、一九九八年に経口ポリオワクチンを安全な不活性ポリオワクチンに変えるよう働きかけたジョン・サラモンのような親たちにも感謝したい。ワクチンの安全性を求める運動は反ワクチン運動とは違い、ワクチン接種のシステム改善につながる。なお、ＮＶＩＣのようなグループは両方の運動にかかわっている。

★3――特権という言葉は「一人だけに適用される法律」という意味のラテン語に由来する。ワクチン接種の合法的な免除は定義上、特権にあたる。アメリカでは公立学校に入学するのにワクチン接種が求められる。多くのデイケア施設や保育園に入所するときもだ。アメリカ各州はこの条件に対し、医学的免除を認めている。二つの州は宗教的免除を、九つの州は哲学的免除を認めている。なお、哲学的免除は十九世紀イギリスでの良心的拒否に相当する。

★4――ポール・ファインは「集団免疫の指針」の中で、集団免疫の効果が失われる目標限界点に注意を払うよう促している。ただし、その目標限界点は複雑な人口動態をかなり単純化して算出したもので、実際の限界点がどうなるかはわからない。通常、賢明な公衆衛生対策は推奨ワクチンの百パーセントの接種率を意図しているが、現実に百パーセントにすることは不可能であり、当該集団における集団免疫の「実際の」限界点を超えないよう祈るのが精一杯だとファインは論じる。

24 人は純粋に「個人」として存在できるのか

一五五八年、女王になったエリザベス一世は、自分は二つの身体に住んでいると語った。「われは天然の身体のみにあらず。神の許可を得た政治的身体（ボディ・ポリティクス）でもある」[73]。彼女はこの考え方を中世の政治神学から得たが、国家を政治的身体とする考え方そのものはもっと昔からあった。古代ギリシャ人は政治的身体をひとつの生命体だと考えた。政治的身体それ自体が生き物で、さらに大きな宇宙生命体の一部だという考え方だ。市民も都市も、身体の中の身体という関係にある。

現在の私たちは、皮膚という境界で囲まれたひとつの身体にのみ住んでいると考えているだろうが、その考え方を育んだのは啓蒙思想だ。啓蒙思想は、精神と身体の両方において唯一無二な存在であることを礼賛した。だが、「個人」の定義についてはあいまいなままだった。啓蒙時代の終わりごろ、一人の奴隷の身体は一人の人間の五分の三に相当する割合でのみ認められた。このように部分的にしか認められなかった人がいた一方で、別の人たちは、全体のすべてが「個人」だという新しい幻想にふけっていた。

一九一二年、生物学における「個体」は「半分に切られたとき機能しなくなる性質を持つもの」と定義された。これに対しダナ・ハラウェイは、この定義はワーム（ミミズのような細長い生物）や女性にあてはめるのはむずかしいと指摘した。「西洋の近代科学の文脈で個人を考えると、女性は困った位置づけになる。女性には、別の個人（赤ん坊）を作る能力がある。おまけに女性が作り出す個人の種子は、その女性が生まれるより前にごくごく微小な形で埋めこまれている」。女性には、自らを分割させる機能がある、とハラウェイは書いた[74]。

私は息子からへそについて尋ねられたとき、それはあなたが生まれる前にあなたと私を結びつけていた命綱よ、と説明した。そして私のへそを指さし、私たちはみんな、かつては別の身体の中にいて、その別の身体に依存して生きていたの、と説明した。私の三歳児はまだ全面的に私に依存しながら生きていたが、少しずつ独立した自分の頭で考えるようになっていた。それでもやはり、この説明はむずかしすぎたようだった。啓蒙時代が幕を開ける直前にエリザベス女王は、こんにちの私たちでさえ理解しがたい逆説を提示した。

私の身体は私に属するかもしれないが、その私自身は多くの身体で構成されるもっと大きな身体に属する。私たちは身体まるごとひっくるめて、独立した存在であると同時に依存した存在でもある、と女王は語りかけた。

天然の身体（個人）は、ワクチン接種という一本の針が両者を貫く行為を通じて、政治的身体（国家）と交わる。いくつかのワクチンは、その同じワクチンが個人に与える免疫力以上にすぐれた集団免疫力を与える力を持っている。このことは、国家が単に身体であるだけでなく、その国民をまるごと守る免疫系になりうることを示している。国家に都合のいいものは天然の身体にとって都合が悪い――両者の利害は対立するはずだ――と思いこんでいる人もいるだろう。ところが、そうではないことが、疫学者や免疫学者、数学者の研究によって明らかになった。あらゆるタイプのリスク便益分析と集団免疫モデルで試したところ、一貫して、ワクチン接種は個人にも集団全体にも便益があるという結論が出たのである。ハーヴァード大学の研究者らは近ごろ、ゲーム理論を使って、インフルエンザ流行中のワクチン接種行動の数学モデルを作成した。そのモデルでは、「ある集団に属する個人が利己的な思惑でワクチン接種をしても、インフルエンザの流行を抑制できることがわかった」という。[75] 集団免疫の効果を得るのに個人がみな利他主義者である必要はないのである。

ワクチンは国家に規制され、推奨され、配布されるものであることから、国家とワクチン接種は似たような位置づけとなりがちだ。国家とワクチン接種はメタファーとしても結びつきやすい。ワクチンは、元々あった免疫系にある種の命令を与えて従わせるような働きをする。十九世紀イギリスの反種痘運動家たちは、自分たちの運動をアイルランドの自治権獲得運動になぞらえた。国の統治に身体の統治を重ね合わせたのだ。私たちがワクチン接種に抵抗する理由のひとつに、自分で自分の身体を統治したいという思いがある。

国家への抵抗はワクチン接種への抵抗に容易に乗り移る。その理由の一部は、身体が国家のメタファーになる準備ができているからだ。国家には頭（head）があり〔訳注・日本語でも国家元「首」という言い方をする〕、政府にはその支配力を届けるための腕（arms）がある〔訳注・英語のarmには国家権力という意味もある〕。ジェームズ・ギアリーは著書『私は他人』で、国家のメタファーとして身体を使うことの効果を検証した実験のことを書いている。研究者らは被験者を二つのグループに分け、両グループに身体表現に富んだ米国史についての文献を読ませた。国家は短期間で「急成長し」、イノベーションをどんどん「消化していった」、というような文章表現を使った文献である。この文献を読む前に、一方のグループには空中に浮遊する細菌が有害であることを説明した文献を読んでもらった。実験の結果、有害な細菌についての文献を先に読んでいたほうのグループは、そうでないグループに比べ、身体が汚染されることに敏感になり、移民政策に否定的な意見を持つことがわかった。被験者が読んだ米国史の文献に移民の話はまったく出てこなかったにもかかわらずである。はっきりとしたメタファーが確立されていなくても、細菌の文献を読んだ被験者は移民を細菌と重ね合わせ、国という身体を汚すものと考える方向に傾いた。二つのテーマがメタファーで結びついているとき、一方のテーマに対する考え方をある方向に誘導すると、もう一つのテーマに対しても同じような考え方をするようになる、と研究者らは結論づけた。[76]

ジョージ・オーウェルは、「思考が言語を腐敗させるなら、言語もまた思考を腐敗させる」という有名な言葉を残している。[77] 腐敗したメタファーは、腐敗した思考を再生産する。混じり合ったメタファーは混線する。そのメタファーが二つのテーマに流入したとき――一方の言葉でもう一方のことを考えたとき――二つのテーマは両方とも明晰になるか、両方ともぼやけたものになるかのどちらかだ。身体が病弱だと感じることが政治的身体（国家）を脆弱にするのだとすれば、政治に対する無力感は、自分の身体をどうケアするかという意識にかならずや影響する。

25　予防接種規制の歴史

Ｈ１Ｎ１インフルエンザが流行した翌年の春、息子が一歳になったころ、メキシコ湾のディープウォーター・ホライズンで石油掘削装置が爆発した。作業員十一名が死亡し、海底の油井《ゆせい》から油がメキシコ湾に漏れ出した。八十七日間にわたって流出した油は二億一千万ガロンにもなった。母親仲間との話題は、インフルエンザにかわって原油流出事故でもちきりとなった。だれもはっきりと口にしたわけではないが、漏れ続ける油は、自分の子の命を守るために親がコントロールできることは何もないことの象徴のように思えた。

その春、私はある日、泣きながら夫に電話して、息子のベビーベッドのマットレスを買い替えたいと訴えた。夫は状況を察して、「オーケー」と言った。マットレスを買い替える必要も、私が泣く必要もないことを、彼は十分にわかっていた。その日の朝、私はワク

25
予防接種規制の歴史

チンについていろいろ調べているうちに、可塑剤に使われている化学物質についての文献に行き当たった。そこから、プラスチック製の哺乳瓶が体によくないとする文献に行き、さらに乳幼児用マットレスのカバーによく使われるプラスチックから放出されるガスについての文献にたどり着いた。このテーマについての研究はまだ緒についたばかりで、懸念の多くは推測の域を出ていなかった。しかし、さんざん読んで正午になったころ、私は息子のマットレスのことを考え始めた。息子は毎日、平均すると十二時間、そのマットレスで寝ている。マットレスのタグを見て製造元が一致することを確かめると、私は父に電話した。父は、そんなことは心配しなくていい、寝ているあいだ空気が循環しているかぎり子どもの健康に影響はない、と言った。ただ、車の内装に使われているポリ塩化ビニルが原因で具合が悪くなる人がいることは知っている、ポリ塩化ビニルはベビーベッドのマットレスのカバーと同じタイプのプラスチックだ、と父はつけ加えた。

私がパニックを起こしたのは父から聞いたこの話のせいではない。私は息子が一歳になる前から、こうしたことはすでに経験していた。使い捨ての紙おむつに入っている化学物質のせいで、息子の皮膚に赤い発疹ができた。乳歯が四本生えてきたときも、初めて使った「自然ブランド」の練り歯磨きに含まれていた添加物のせいで、息子の口内に水ぶくれができた。息子は私と同じく、ある種の化学物質に異常に敏感だったので、むしろそうしたことにいちいち取り乱さないようにしていたほどだ。だが、米国食品医薬品局（FDA）には赤ん坊向けシャンプーやローションを含む化粧品を規制する権限がないという話を別の母親から聞いたあと、私はドラッグストアに行って茫然とした。ミシガン湖の強い風にあたってひどいあかぎれを起こした息子の皮膚にと小児科医が勧めてくれたローションの成分表を見つめ、何をどうしたらいいかわからなくなった。

そのころちょうど、前例のないほど大量のコレクシットがメキシコ湾に上空から撒かれた。原油分散剤のコレクシットは一九七六年の有害物質規制法の下で、健康評価も安全評価も受けずに適用除外となった六万二千種類の化学物質のひとつだった。原油分散剤は息子のマットレスに含まれる化学物質と同じ、可塑剤だ。マットレスに含まれる可塑剤は微々たるもので、メキシコ湾に撒かれた一八四万ガロンの分散剤とは比較にならない。だが、環境保護庁が言及したように、コレクシットは安全でもなければ、市場で手に入る最も効果的な分散剤でもなかった。単に、流出事故を起こしたBPにとってすぐに使える分散剤だったというだけだ。[★1] その年の五月、環境保護庁は毒性の弱い分散剤を使うよう要請したが、BPは応じなかった。コレクシットはその毒性がまだ完全に理解されていない一方、BPがそれを使うべきメリットはわかっていた。そのメリットとは、流出した油を人々の視界から消すことである。

コレクシットで分散された油が目に見えない形で水の中を漂い、サンゴやウミガメ、イルカを殺し、ジンベイザメから海草まですべてのものを危険にさらし続けていることを思うと、いたたまれなくなった。規制緩和された金融産業が崩壊し、規制不十分な石油産業が流出事故を起こし、化学産業が規制を免除されている物質を垂れ流していると思うと、私はパニックに陥った。「アメリカ政府は、私の赤ちゃんの寝室からフタル酸エステルをなくすことも、ローションからパラベンをなくすこともできない。メキシコ湾の二億一千万ガロンの原油と一八四万ガロンの分散剤に対しても、何もできないのよ。政府なんて、いったい何のためにあるの？」と、私は夫に向かって泣き叫んだ。夫はすこし間をおいて、「うん、そうだね」と言った。私の不安が暴走したとき、それを減速させるにはまず並走しなければならないというのが夫の初期対応マニュアルだった。「マットレスを買い替えよう」と彼は言った。「まずはそこから始めよう」

規制（regulation）は、免疫学においては自身を傷つけないようブレーキをかける「制御」を意味する。私たちは病気になったとき病気だと感じるが、それは免疫系が私たちの身体に負荷をかけるからだ。発熱は、病原体の成長をスローダウンさせるための免疫系の戦略だが、熱が高くなりすぎると身体の酵素を壊す。炎症も細胞を守るための免疫系の戦略だが、制御されないままだと組織を傷つける。免疫反応に不可欠な化学信号も量が過剰になると臓器不全を起こす。子を守ろうとする親の衝動が暴走すれば危険なものとなりうるのと同じだ。

歴史家のマイケル・ウィルリックは、「一九〇一年の秋、規制は議論を呼ぶ考え方だった。数か月後、それは連邦法になった」と書いている。(78) その間に、ニュージャージー州カムデンで天然痘の大流行が発生し、破傷風菌で汚染されていた天然痘ワクチンの接種を受けた九人の子どもが死亡するという事件があった。★2 その後一世紀をかけて、ワクチン生産にはいろいろな規制がかけられるようになった。現在、ワクチンの製造と検査は米国食品医薬品局（ＦＤＡ）と米国疾病管理予防センター（ＣＤＣ）の監督下にあり、ワクチンの安全性は米国医学研究所が実施する定期検査で評価されている。ワクチンはいまもなお、副作用の報告を集めた全国データベースと大規模医療施設の医療記録を追跡するデータベースを通じた監視の対象となっている。★3 だが、規制の存在と規制の不在は、どちらも見えにくいという点で似ている。

息子に電波のことを説明していると、「空中にはほかにも目に見えないものがあるの？」と聞き返された。私はＸ線とマイクロ波があると答えた。そこで言葉を切り、ラドンや大気汚染物質のことまで話そうかどうかと考えていると、夫が日光について話し始めた。

25
予防接種規制の歴史

「太陽が爆発するとニュートリノという微粒子ができるんだ」と、彼は息子に言った。「太陽でできたニュートリノは大気中を旅して地球に届く。あまりに小さいから、気づかないうちにぼくたちの体を通過してる。この体に太陽の小さなかけらが注がれているところを想像してみて。ぼくたちは体内に日光を抱えているんだよ」

夫が目に見えないものへの賛歌を語ってくれたことに感謝した。というのも、私はちょうど『沈黙の春』を読んだところで、目に見えない悪意が私の頭の中を満たしていたからだ。レイチェル・カーソンは、「いまや周囲はどこもかしこも汚染されている。化学物質はこっそりと放射線と手を組んで、この世界の本質、この世の生命の本質を変えようとしている」と書いていた。たしかにそれはそうなのだろう。だが私の夫は、放射線も日光の一形態であることを思い出させてくれた。

目に見えないものに怯えてばかりいるのは、ぜいたくでもあり、健康上有害でもある。シカゴでは、息子が生まれた翌年に六百七十七人の児童が撃たれた。なのに私は、無形の脅威に右往左往することに夢中になっていた。同じ都市の別の場所で二歳児が銃弾を受けているころ、私は息子のおもちゃや家の内外の壁に塗られた塗料の心配をしていた。息子が着るもの、吸う空気、飲む水、私が与える離乳食に、絶え間なく怯えていた。

目に見えない悪に囲まれて暮らしていると思っていれば、目に見えない脅威から私たちを守るための概念的存在ともいえる免疫系に、必然的に過大な期待と広範な任務を負わせることになる。医者のマイケル・フィッツパトリックは、「免疫がつく、という言い方には、悪に満ちた世界に生きる弱い個人が図太くなるという意味を含んでいる」と語る。

フィッツパトリックは、免疫系という言葉はそれが導入されたときからメタファーだったと指摘する。医学の世界において「系」という言葉は臓器や組織の集合体を意味してきたが、最初にその言葉を採用した免疫学者はもっと広い意味でとらえていた。免疫学の歴史を研究するアン・マリー・ムーランは、「免疫系という言葉はなぜこれほど広く、これほど速く受け入れられたのだろう？」と問う。[79]その答えは、この言葉の多用途性にあるのではないかと彼女は言う。多用途性とは、多くの概念と複数の解釈を可能にする性質のことだ。免疫系という言葉は、科学に導入されてからほんの数年で大衆に浸透し、一九七〇年代にはごくふつうに使われるようになった。「免疫学という学問分野から借りた言葉に、当時の流行していた考え方、とりわけ環境保護主義や代替医療、ニューエイジの神秘主義から生まれたアイデアが流れこんだ」と、フィッツパトリックは書いている。[80]

免疫系は、自然科学と社会科学に沸き起こったシステム理論からもアイデアを引き寄せた。システム理論は私たちが環境と自身の身体について考えるときの土台になった、と人類学者のエミリー・マーチンは言う。かつて、身体を理解するのに異なるパーツで構成される機械にたとえるのが流行したように、現在は身体を複雑系――複雑な制御メカニズムを伴う繊細で非線形性の場――とみなすことが流行している。

「身体を複雑系とみなすことでどのような結果が生じるだろう?」とマーチンは問うた。「まず考えられるのは、あらゆるものに対する責任感と無力感が同時に生じるという矛盾に満ちた感情だ。これは権限を与えられた無力さである」。自分の健康に少なくとも一部は責任を負っていると思いながら、自分の身体は他の複雑系(地域社会や環境など)とつながった複雑系だと理解していると、健康に影響する要素は無限に広がり、そのすべてを自分の責任において管理するのは実質的に不可能となる。(81)

すべてに対する責任感と無力感を同時に感じるというのは、この国の市民権を有することで否応なく生じる感情にも通じるところがある。アメリカの議会制民主主義は私たちに、権限を与えられた無力さをあてがっている。これは統治の問題だが、レイチェル・カーソンなら別の問題だと言うだろう。彼女は、「ミシガン州のコマドリやミラミチ川のサケと同じように、私たちはみな生態系の一員だ」と書いている。生態系を構成する成員は、それぞれ互いに影響し合い、依存し合っていて、他者に影響を与える力を持ちつつ他者から影響を受けずにはいられないのだ。

★1――環境保護庁はコレクシットについて、流出事故前は他の十二の製品と比べて効果がなく有害だとしていたが、事故後にテストをし、原油と混ぜたコレクシットは他の分散剤に原油を混ぜたものと比べて海洋生物への毒性は高くも低くもなかったと発表した。スザンヌ・ゴールドバーグが『ガーディアン』紙に書いた記事「BP油流出――オバマ政権の科学者らが分散剤への懸念を表明」によれば、環境保護庁内部の職員の一人はこのテストに意義を感じないと言ったそうである。また、海洋環境研究所の所長スーザン・ショーは『ガーディアン』に、「たった一度のテストで結論を出すのは粗雑すぎる」と語った。毒物学者のロン・ケンダルは、その時点までにメキシコ湾に投下されたコレクシットの量は、規制外での巨大な「エコ毒性実験」に等しいと語っている。この実験の結果が出るのはどのくらい先になるのだろうか。

★2――カムデンで天然痘が発生したとき、教育委員会はワクチンを接種していない生徒は登校しないようにと呼びかけた。翌月、大勢の生徒が天然痘のワクチン接種を受けた。そのとき接種した生徒たちに破傷風が発生した。まず十六歳の少年が、つぎに十六歳の少女が破傷風になり、さらに十一歳の少年は破傷風を発症した翌日に死亡した。

破傷風を発症した生徒が接種したワクチンはすべて同じ製造元だと判明した。この製造者は、フィラデルフィア病院での破傷風の突発的発生にも関与していた。当時、ヨーロッパではワクチンの製造は（民間が作る場合も政府が作る場合も）規制を受けていたが、アメリカではだれでもワクチンを作って売ることができた。天然痘ワクチンは牛痘を原料としており畜産農家で生産されるため、破傷風菌を含む粉塵や糞尿の汚染を受けやすかった。

破傷風による死者数が天然痘による死者数を上回ったカムデンでは、親たちが登校ストライキとワクチン拒否に乗り出した。アトランティック・シティとフィラデルフィアでも既接種児に破傷風が発生す

25
予防接種規制の歴史

るという孤立症例（カムデンの症例とは無関係）が報告されると、カムデンのパニックは全国に波及した。ワクチン拒否が急増すると、セオドア・ローズベルト大統領は生物製剤管理令に署名し、ワクチン製造者の免許制と査察体制を確立した。『ニューヨーク・タイムズ』紙はこの法律制定について、「政府権限の拡大を危惧する声もあるが、この法律はそれ以上の危険を防ぐためのものである」と論じた。

ここでいう危険は、不良ワクチンが子どもに与える危害だけでなく、親がワクチン拒否することで天然痘が子どもに与える危害も指す。カムデンでは最終的に、ワクチン接種して破傷風で亡くなった小児は九人、ワクチン接種せずに天然痘で亡くなった小児は十五人となった。「春になって流行が収束すると、ワクチンよりも天然痘のほうが危険であることが明らかになった」とマイケル・ウィルリックは書いている。

★3——ワクチン有害事象報告制度（ＶＡＥＲＳ）は、ワクチン接種後に生じた有害事象（発熱、発疹、発作、アナフィラキシーなどすべてを含む）を集めている。この制度はしばしばワクチン副作用データベースだと誤解されるが、受動的なサーベイランス・システムとして機能することを意図したものだ。ここで似たような報告が集まったり、何かの傾向が浮かび上がったりすれば、さらなる調査をＣＤＣに促す。ＶＡＥＲＳには親や個人損害賠償関連の弁護士など、だれでも報告することができる。必然的にワクチンとは無関係の事象（ワクチン接種後の自殺や交通事故など）も集まる。インフルエンザ・ワクチン接種後に超人ハルクに変身したように錯覚した若者の例も報告されている。

一九九九年七月、ＣＤＣ当局は、ロタシールドという新しいロタウイルス・ワクチン（ポール・オフィットが共同開発したものとは別のワクチン）を接種後に腸重積症というめずらしい腸閉塞を発症した赤ん坊の報告がＶＡＥＲＳに十五件も集まっているという情報を受けた。ロタウイルスはアメリカで年に七万件の入院と六十件の死亡を引き起こしており、ＣＤＣはすべての乳幼児にロタウイルス・ワクチンを推奨していた。だが、ＶＡＥＲＳから情報を受けたＣＤＣはロタシールドの一時使用停止を命じ、調査に乗り出した。当時、ロタシールドは使用が開始されてからまだ一年も経っていなかった。調査チームは十月に、このワクチンを接種された小児は別のワクチンを接種された小児と比べて二十五倍も腸重積症を発症しやすいことを確認し、ロタシールドは市場から回収されることになった。ロタシールド接種後に腸重積症を発症するリスクはおよそ一万分の一で、そのリスクを数か月以内に検出できたのはまさにＶＡＥＲＳのおかげであった。

26 健康格差

「人はみな、健康な王国と、病気の王国の、二つの国に住むようにできている」と、スーザン・ソンタグは『隠喩としての病』の序章に書いた。「だれもが健康な王国のパスポートだけ使って暮らすことを望むが、遅かれ早かれ、少なくとも一定期間を病気の王国の住民として過ごさなければならないときが来る」

ソンタグはこの文章を自身のがん闘病中に、自分にどれだけの時間が残されているのかわからない状態で書いた。この文章を書いたのは「イマジネーションを駆り立てるためではなく、落ち着かせるためだった」と、彼女はのちに説明している。人生の大半を健康な王国で暮らしてきた人なら、そんなことは考えたこともないかもしれない。すべての人が、健康状態を流動的なもの（いつなんどき一方の王国からもう一方の王国に追い立てられるかわからない状態）と認識しているわけではないのだ。健康であることを自分のアイデンティティとみなす人もいる。私は健康だと言うとき、その人は、私は体にいいものを食べ、体に悪いものを避け、運動し、禁煙していると言外に伝えている。健康であることは自身の生き方が正しい証拠で、自身のライフスタイルが免疫力そのものだと言っているようなものだろう。

　健康があなたのアイデンティティだと言うとき、病気はあなたに起こりえないものとなるが、はたしてあなたはそれを貫けるだろうか。あなたのライフスタイルはこの先、清潔にも不潔にも、安全にも危険にもなりうる。病気にまったくならないこともあれば、立て続けに病気になることもあるはずだ。私が学校に通っていたころの保健の授業は、遅きに失していたとはいえ大部分がエイズ教育にあてられており、エイズは軽い接触でうつる病気ではないということをあらゆる方法で生徒に植えつけようとしていた。感染者への共感を育むようにと、輸血でＨＩＶに感染した血友病の少年のドキュメンタリー映画も見せられた。その少年は私たちが授業で警告されたような危険な行為を何ひとつしたことがない。この映画は、自分に落ち度がなくても病気の犠牲者になることがあるという現実を伝えるのが目的だったはずだ。だが皮肉なことに、この少年以外のＨＩＶ感染者は当人に責任があるという暗黙のメッセージも伝えていた。

私の世代はエイズ流行の影を追うように成長し、だれもがみな病気に対して弱いわけではないこと、慎重な暮らし方をして他人との接触を制限すれば病気を避けられることを叩きこまれて大人になった。「がん恐怖症は環境が汚染されることへの不安を私たちに植えつけた」とソンタグは書いた。「いまはエイズが、人間が汚染されることへの不安を広めている。聖餐杯への不安、手術への不安、汚染血液製剤への不安。キリストの血であろうと隣人の血であろうと恐れるようになり、血液や生殖関連の体液など、生き物が存続していくうえで必須のものが汚染の元とされてしまった」

エイズの流行により生じた不安感は、私たちのワクチン接種への違和感に流れこんだ。エイズから学んだように、注射針は病気を広める。注射針そのものが汚染媒体となる。私たちの免疫系はある種の刺激によって傷つけられることがあり、そうなると一生、機能不全のままだということもエイズから学んだ。その延長で、免疫系を刺激するワクチンまで、自己免疫疾患を引き起こしたり、子どもの免疫系を制圧したりするものと疑われるようになっている。免疫系が「制圧される」という不安も、もとをたどればエイズに行きつく。保健の授業で学んだように、ＨＩＶウイルスはＴ細胞の中に隠れて静かに増殖し、あるとき爆発的に増えたコピーを放出して私たちの免疫系を「制圧」するからだ。そして、ワクチンの中に他人の血液や組織が混入する可能性が頭をよぎる。現実にそんな可能性はまずないにもかかわらず、ワクチンの製造過程の一部でヒト・アルブミンやヒト細胞のタンパク質の破片、残余DNAが使われるという文脈から飛躍して、他人の身体の残骸が注射されるようなイメージを思い浮かべてしまうからだ。★1

エイズ教育は、自分と他人の身体接触を制限することの重要性を私たちに教えた。と同時に、自分の免疫系さえ完璧にしておけば自分は助かるという別の種類の視野狭窄をも育ててしまったようだ。あなたの免疫力を高めよう、鍛えよう、補おうというメッセージは巷にあふれている。私の知り合いにも、ワクチン接種をする代わりに、すぐれた免疫系を持った子どもに育てればいいのだと考える母親たちがいた。しかし、すぐれた免疫系を持つ子どもは病気を拡散する媒体になりうる。たとえば百日咳菌は、ポリオウイルスやヒブ菌、HIVと同じように、感染者を無症状の保菌者にさせることがある。自分の子が病気に感染したのに症状が出ず、気づかないまま別の子に病気をうつし、うつされた子に重い症状が出る可能性についてどう思うか、と私は友人の一人に尋ねてみたことがある。友人はびっくりして目を丸くした。そんな可能性はこれまでまったく考えたことがなかった、と彼女は言った。

「ここへきて、社会的ダーウィニズムの再来の兆しが感じられる。人間にはそれぞれ質的な階層があるという優越理論がふたたび頭をもたげてきた背景には、免疫系に対する人々のイメージが関係しているのではないか?」と、人類学者のエミリー・マーチンは問う★2(82)。あるに違いない、と彼女は考えている。彼女が聞き取り調査した人の中には「免疫マッチョイズム」を匂わす人が一定数いたという。私の免疫系は病気なんか吹っ飛ばす、というような勇ましい言い方をする人たちだ。ある人はマーチンに、ワクチンは生活水準が低い人には必要だが中間層や上流層の洗練された免疫系には妨げにしかならない、というような意味のことを語ったという。仮に、ワクチンで妨げられるような洗練された免疫系があったとしても、その持ち主がワクチン接種して受ける損害は、ワクチン接種せずに他者に与える損害とは比べものにならないほど小さい。どんなときでも最もダメージを受けるのは、弱い免疫系を持つ人たちだ。弱い免疫系の持ち主は、強い免疫系の持ち主にしっかり免疫をつけてもらうことで、病気から守られる。

　赤十字社のバイスプレジデントは一九八七年に、「エイズはすべての人にとっての問題だ」と発言した。だが、ジャーナリストのリチャード・ゴールドスタインが見たところ、アメリカの報道機関は平均的アメリカ人を、自身は感染しない傍観者の位置づけにして扱っているという。この私もいつの間にかその位置づけに安住していて、エイズはゲイ男性とアフリカの問題だと思いこんでいた。病気は他者に起こるものという考えは、裏を返せば、よくないことをしたり清潔でなかったりする人が病気になるという考えになる。その考えがエイズを越えて拡大している証拠のひとつに、新生児にB型肝炎ワクチンを接種することへの反対論がある。B型肝炎もエイズと同じく血液を通じてうつる病気だ。B型肝炎ワクチンは公衆衛生対策を冷笑するときに使われる――生まれたばかりの赤ん坊に性行為感染症の予防接種をするなんて馬鹿げている、というように。

「なぜ、清らかな二百五十万の新生児と子どもがB型肝炎ワクチンの対象になるのだ?」と、バーバラ・ロー・フィッシャーは訴える。(83) わざわざ「清らかな」という言葉を使うところに、予防接種は清らかでない人だけ受ければいいというメッセージがこめられている。エイズの流行中に大人になった私たちはみな、エイズは同性愛や乱交、依存症への罰だという考え方をすりこまれてきた。しかし、病気が何かの罰だというなら、それは生きていることと自体の罰になる。

私は子どものころ、何ががんを引き起こすのかと父に尋ねたことがある。父はしばらく考えこんでから、「生命力だ。生命力ががんを引き起こす」と答えた。私はそれを巧みなはぐらかしだと思っていた。だが、ずっとあとになって、シッダールタ・ムカジーの『がん――4000年の歴史』を読んで、はっとした。その本には、生命力ががんを引き起こすということのみならず、がんは私たちの命の鏡像だということまで書かれていた。★3「がん細胞は生来の分子的性質において、我々のコピーそのものだ。生存能力があり、活発で、好戦的で、多産で、創意に富む」とムカジーは書いている。ソンタグは病気をメタファーで表現しすぎることを警告したそうだが、ムカジーはこうしたがん細胞のふるまいを「これはメタファーではなく事実だ」と念を押した。

★1――こうした特殊材料についての情報は、ロバート・シアーズ著『ザ・ワクチン・ブック』に載っていたワクチン成分表から得た。

★2――マーチンのこの言葉は、ワクチンの文脈ではなく、アメリカ人の健康と病気に対する考え方全般について語ったものである。彼女はこの問いを、著書『免疫複合』の最終章で立てた。エイズその他の新興疾患および昨今の資本主義と人種差別を観察する中で考えたことだという。「健康に対する見方が、生存競争および社会階級に対する見方と密接にかかわっていることは、私から見て明らかだ」と彼女は書いた。

★3――シッダールタ・ムカジーは著書『がん――4000年の歴史　上・下』(田中文訳、ハヤカワ文庫、二〇一六年)で、「私たちはがんを現代病だと思いがちだ。なぜなら、がんのメタファーがきわめて現代的だからだ」と書いている。「がんは加齢病ともいうべき病気で、ときに加齢に伴って指数関数的に増加する。たとえば乳がんの発生率は、三十歳の女性なら四百人に一人だが、七十歳では九人に一人に増大する。（中略）十九世紀の医者たちは、しばしばがんを都市化のせいだと考えた。近代生活の忙しさと目まぐるしさが、体内にあるがん細胞の病的な成長を駆り立てるのだろうと想像したのだ。だが、都市化とがんに因果関係はない。都市化ががんを増やしたのではなく、都市化によりヒトの寿命が延びたことががんを増やしたのである」

27 情報複製の時代をどう生きるか

私は息子の四歳の誕生日に、絵本版の『不思議の国のアリス』を与えたが、ほどなく、この本は息子ではなく私自身への贈り物だったことに気づいた。本の初めのほう、アリスがドードーと機知に富んだ会話をするあたりで、早くも息子は飽きてしまった。アリスの困惑と方向感覚の喪失は、わが子が大人の世界で経験することと重なり合うのではないかと思っていたが、なんのことはない、情報過多の世界であっぷあっぷしている私自身の戸惑いにぴたりとあてはまった。不思議の国で迷子になるのは未知のテーマについて学ぶときの感覚に似ており、その先にはウサギの穴が待っている。私も予防接種について調べているうちにウサギの穴に落ち、落ちながらその穴が思っていたよりもずっと深いことを知った。アリスと同じく私も、一生かかっても読み切れないほど多くの本がつまった図書室を通過し、鍵のかかった部屋にたどり着く。「ワタシをお飲み」という命令を読む。「ワタシをお食べ」と別の命令も読む。二つの命令には正反対の効果があり、私は伸びたり縮んだり、信じたり信じなかったりをくり返す。ついに私は泣き出し、自分の涙の中を泳いでいるのを見出すのだ。

調べ始めのころ、私はワクチン被害の可能性のある三件の訴訟についての文献を読んだ。過去七年かけて裁判所を転々とし、ついに判決が出たというこの三件の訴訟は、連邦請求裁判所の特定部署（通称「ワクチン裁判所」と呼ばれている部署）に持ちこまれた五千件の類似訴訟のうち、かろうじて見込みがあったもので、自閉症がワクチン被害とみなされうるかどうかを決めるテストケースとしても取り上げられたものだった。★1

ワクチン裁判における立証責任は相対的に軽く、訴訟は特別に指名された弁護士らによって審議された。その弁護士たちは判断の指針として「公算がないよりは、あるほう」を使うことを旨としていた。ある専門補佐官に言わせると、「五十パーセント、プラス一本の羽毛」だそうである。たとえそうだとしても、三件の訴訟すべてにおいて、ワクチン接種が自閉症を引き起こしたという証拠は不十分だった。それに比べ、逆の証拠は「圧倒的に多かった」という。コルトン・スナイダー対保健社会福祉省の裁判で、専門補佐官のデニス・ヴォウェルは判決文につぎのように記した。「コルトンの状態をMMRワクチンを受けた結果だと結論づけるには、客観的な観察者がルイス・キャロルの白の女王をまねて、朝飯前に六つの不可能なこと（あるいは、かなりの確率でありえそうにないこと）を信じる必要があるだろう(84)」

ところが現実には、「ありえそうにないことを信じる」なんてことは、だれでも朝飯前にやっている。そもそも科学は、ありえそうにないことが可能なのではないかと思いつくところから始まる。たとえば、病んだウシからとった膿をヒトの傷口になすりつけてその人を致死的な病気から守るというような考えは、一七九六年の時点ではもちろん、こんにちでさえ「ありえそうにない思いつき」だ。科学にかかわるとき、私たちは不思議の国に入る。不思議の国で迷子になるのは一般人も科学者も同じだ。ただし、科学者でない私たちは科学界から何かしらの検証結果を受けとったとき、それを自分の中に元々あった不安を正当化するのに使いがちだ。

私は妊娠中からかれこれ数年間、自閉症との相関性を調べた研究論文をいくつも読んできた。自閉症との関連を示唆する要因として、自宅近くに高速道路があること、母親が抗うつ剤を服用していること、受胎時の父親の年齢、妊娠中のインフルエンザ感染、等々を指摘する研究結果は数多くあった。だが、メディアは見向きもしなかった。ところがたったひとつ、ワクチン接種と自閉症との関連を示唆しながらも結論を保留にしていた小さな研究に、メディアは殺到し狂騒した。「私たちは地道な科学的探究の試行段階を、煽情的で断定的な見出しで伝えるメディアカルチャーの中に生きている」と、作家のマリア・ポポヴァは考察する。[85]「肥満の遺伝子、言語の遺伝子、同性愛の遺伝子、ジェーン・オースティンの愛情や審美眼が脳のどこに位置するかを示すマッピング……まるで最終的な答えが出たかのように報じられているが、科学を牽引するのは答えに執着することではなく無知を受け入れることだという謙虚な姿勢は、いったいどこに行ってしまったのだろう？」

ワクチンについて調べながら私は情報に埋もれたが、そうした情報自体も、別のものに埋もれてしまうことがある。たとえばＨ１Ｎ１インフルエンザ・ワクチンにスクアレンが含まれているという噂の発信源を探していたとき、その噂が載っているウェブサイトやブログは何十件も見つけたが、どれも同一の情報源を使っていた。それは「スクアレン――豚インフルエンザ・ワクチンの闇が暴かれる」と題する記事で、もとはといえば医者のジョセフ・メルコラが書いて自身のウェブサイトに載せたものだった。メルコラの文章のコピーはパンデミック初期にウェブ全体で増殖し、いまもまだ修正されずに残っている。しかし、私が二〇〇九年の秋にメルコラ本人のウェブサイトを見に行ったときには、元の記事はすでに修正されていた。記事の見出しには大きく、アメリカで流通しているどのＨ１

N1ワクチンにもスクアレンは入っていない、と書かれていた。読む人の印象を一八〇度変える大きな修正だったが、その修正がなされる前に記事は拡散し、ウイルスのように自身をくり返し複製して大増殖した――ワクチンについての信頼性のある情報を埋もれさせるほどに。

ウイルスという言葉は、細菌よりもっと小さな微生物を意味するようになる前は、何であれ病気を広めるもの（膿や空気はもちろん、紙まで）を意味していた。現在では、インターネットを介して拡散されるコンピュータ・コードやウェブサイトの中身もウイルスと呼ばれる。この種のウイルスも、ヒトに感染する微生物のウイルスと同様に、宿主（とりつく相手）がいなくては自身を複製することができない。

インターネット上の宿主（ウェブサイト）は、更新や削除がなされないかぎり永遠に生きる不死性を有している。そんな宿主にとりついた誤情報は、そこで「アンデッド」になる。私は何人かの母親に、ワクチン接種をどうするかの判断基準にした情報源を教えてほしいと頼んだことがある。そのとき送られてきた記事のひとつがロバート・F・ケネディ・ジュニアによる「命取りの免疫力」だった。この記事は当初、『ローリングストーン』誌に発表された。その後、ウェブメディアの『サロン・コム』で公開されるや、どんどんコピーされた。私がそれを読んだときには重大な事実訂正が五つなされていた。一年後、

『サロン・コム』はその記事を完全に削除した。この異例の決定は、記事の事実に間違いがあっただけでなくロジックにも間違いがあることがわかり、訂正するのが困難だと判断したからだと編集者は説明した。『サロン・コム』の前編集者は、誤情報が載ったほかの多くのサイトがそのままなのに、きちんと訂正された唯一の記事を消してしまうのはいかがなものかと、現編集者の決定を非難した。(86)

　科学者たちはよく「科学には自己修正機能がある」と言う。先行する研究で間違いがあってもその後の研究で正される、という意味だ。科学的手法の基本原則のひとつに、研究結果は再現されなければならないことがある。小規模研究で得られた結果は、同じ結果が大規模研究で追認されるまでは単なる提唱にすぎないとみなされる。大半の研究はその研究だけで意味のあるものとはならず、その周囲でおこなわれてきた作業によって意味を得たり失ったりする。さらに、医学研究者のジョン・ヨアニディスは、「論文掲載された研究結果の大半は誤りだ」とまで言う。[★2] その理由は多々ある——バイアス、規模、設計。研究者そのものに問題がある場合もある。だからといって、論文掲載された研究を無視していいことにはならない。「重要なのは、個々のエビデンスをひとつのかたまりにまとめたものの全体だ」とヨアニディスは述べている。(87)

　体系的な情報をひとつのかたまりだとすると、その一部が文脈から故意に引きちぎられることがある。この種の文脈分断手法はワクチン接種をめぐる議論で多く見られる。かたまり全体で見ればそうではないとわかるのに、さもそうであるかのように見せるために、全体の中から一部だけ切りとって使うのだ。「科学は河川のようなものかもしれない」と、生物学者のカール・スワンソンは考察する。「最初はぼんやりとしていて目立たない。静かに流れることもあれば急流になることもあり、干上がることもあれば満水になることもある。多くの研究者の作業が集まって勢いがつき、別のアイデアという支流が合流する。少しずつ進化するコンセプトと普遍化によって、科学の川は広く、深くなっていく」[88]

科学的エビデンスを調べるときには、情報のかたまり全体、つまり河川全体を見渡さなければならない。そのかたまりが大きければ一人では取り組めない。米国医学研究所がワクチンの副作用について二〇一一年の報告書を出したときには、十八人の医学専門家からなる委員会が一万二千本の査読ずみ論文を検証するのに二年間を費やした。委員会には、リサーチ法の専門家、自己免疫疾患の専門家、医療倫理学者、小児免疫反応の権威、小児神経学者、脳の発達の研究に献身する研究者が参加していた。同委員会の報告書は、ワクチンの相対的安全性を確認しただけでなく、ありとあらゆる情報の中で舵取りをするにはある種の共同作業が必要であることを浮かびあがらせた。私たちは独力で何かを理解することなどできないのだ。

イギリスでは『ドラキュラ』が出版された一八九七年、教育改革により識字率が空前の高さとなり、情報がこれまで届かなかった層にまで届くようになっていた。このころはちょうど、新しい技術がどんどん出てきて人々の暮らしを変えていた時期でもあった。人間がそれまでの人間ではなくなりつつあった時代である。

『ドラキュラ』には、タイプライターなど当時の発明品が多く登場する。この小説は古くからある仇討ち劇の十九世紀版だと登場人物の一人は語り、その後にこうつけ加えている。「どれだけ新しい技術が出てきても、古い時代には近代的なもので太刀打ちできない独特の力があり、それはいまなお生きていると思うのだ」。『ドラキュラ』のヒロインはワーキングウーマンで、タイプライターで自分の日記を書くだけでなく、それ以外の多数の文書をタイプで書き起こした。そうした文章をまとめたのがこの小説だ。物語のプロットが及ぶ範囲はタイプライターで書き起こしたものに限定されるという意味で、この本は情報複製技術を軸にした本だともいえる。ブラム・ストーカーはこうした技術に楽観的だったようで、技術のおかげで善が悪に打ち勝ったというストーリーにしている。しかし、この小説のストーリーを牽引しているのは、一見近代的な生活をすることへの漠然とした不安であり、一八九七年当時に出た書評のひとつに、この吸血鬼は結局、中世の時代と同じ殺され方をしていると書かれていた——イギリス人が首をはね、アメリカ人が猟刀を心臓に突き立てるという方法で。

『ドラキュラ』の語り手は一人ではない。複数の人物による日記、手紙、新聞記事の連なりでストーリーが展開する。それぞれの文書は、ドラキュラのふるまいを示す何かを目撃した人物による観察や考察の記録だが、それをつなぎ合わせて、彼らが相手にしているのが吸血鬼だということを浮かび上がらせる仕掛けになっている。この本のかなり最初のほうで、登場人物の一人が、ドラキュラ伯爵と初めて会ったとき、その手がひじょうに冷たかったということを「生きた人間の手というより死人の手のようだった」と日記に書いている。だが、ドラキュラ伯爵がアンデッドの正体を現すのはもっとあとになってからだ。すべての文書を読むことのできる読者は、登場人物たちより先に、これから何が起こるのかを理解する。

登場人物たちは、文書に残しておくことの重要性を何度も口にする。文書として記録されていなければ自分たちの見聞きしたものが存在しないのと同じだと言わんばかりに。文芸評論家のアラン・ジョンソンは、「この作品は全体をとおして、謎めいた未知なるものとの戦いに必要なのは、記録した事実と経験的知識の積み上げだということを主張している」と書いた。[89] ドラキュラが未知なるものであるように、病気も未知なるものだ。この小説は、自分が知っているかどうかをどうやって知るのか、と問う。この問いは、読者を動揺させることを意図したものだったが、一世紀以上を経てなお動揺を与える問いであり続けている。

ドラキュラ伯爵はロンドンから故郷へ逃げ帰る直前に、日記や手紙など出来事の記録になっていた文書の原本をすべて、追跡者たちへの報復として火にくべた。残ったのは、原本からタイプライターで書き起こされた複製のみで、読者はそれが、たったいま読んだばかりの本だと知る。原本ではなく複製であることから、登場人物の一人は本の巻末、付記のところで、この記録はだれにも信じてもらえないだろうと述べている。「あの奇異な出来事の証拠として、この複製記録を事実認証してもらいたいとは思うものの、それをだれかに頼むことなどできはしない」

知識というのはその性質からしてつねに不完全なものだ。リチャード・ファインマンは、科学者は永遠に確信しないと言う。ジョン・キーツなら、詩人もまた永遠に確信しないと言うだろう。不確かなものや答えの出ないものを受容する能力のことを、キーツはネガティブ・ケイパビリティと呼んだ。私の母は詩人で、こうした答えの出ない状態を受け入れる力を、子どものうちから私に植えつけようとしてきた。「頭の中にあるものを消しなさい」と母はよく言った。自分が知っていると思っていることはいったん捨てろ、という意味だ。ライナー・マリア・リルケは『若き詩人への手紙』の中で、「不確かさの中で生きよ」と書いている。母に言わせると、これは詩作に必要なだけでなく母親業にも必要な指針だという。さまざまな疑問が生じる子育てにおいては、答えのない世界を生きる力を身につけておかなければならないということだ。

★1――「ワクチン裁判所」は一九八六年、全国小児ワクチン被害法に基づいて設立された。これは米国医学研究所にワクチンの安全性を評価するよう定め、VAERSを通じて有害事象の報告を集める制度を作ったのと同じ法律である。

この法律の制定に至った一連の出来事の始まりは一九八一年、イギリスの論文がDTPワクチン（ジフテリア・破傷風・全菌体百日咳）の全菌体百日咳の成分が恒久的な脳障害を引き起こす可能性を示唆したことだ（この成分は現在、無菌体百日咳成分に置き換えられている）。ポール・オフィットは著書『反ワクチン運動の真実――死に至る選択』で、この論文の仮説はその後の研究――イギリスの神経病理学者らの調査、デンマークの疫学調査、アメリカの二十万人の小児を対象とした試験など――で反証されることになるが、その前にDTPワクチンへの不安がアメリカに広まったと述べている。一九八四年、重症の傷害を負った子どもと危険性を警告する専門家のインタビューを記録した『DTPワクチン・ルーレット』と題するテレビドキュメンタリーが放映され、それに続く全国ニュースで製薬会社への訴訟が急増していると報じられた。

アーサー・アレンは、「一九八五年までに二百十九件のワクチン訴訟がアメリカの裁判所に申請された。補償要求の平均は二千六百万ドルだった。訴訟が始まった一九八一年時点での、アメリカのワクチン市場規模はたったの二百万ドルだったというのに」と書いている。DTPワクチンを製造していた三つのメーカーのうち一社は販売を中止し、もう一社は生産を中止した。一九八六年時点で生産を続けていた残りの一社も、今後の生産はとりやめると発表した。

一九八四年の上院聴聞会で、のちに全国ワクチン情報センター（126頁、★1参照）を設立することになる親たちのグループは政府に、ワクチンの副作用についての研究を拡大すること、医者が副作用を中央データベースに報告すること、ワクチンのために重い被害を受けた小児に対する補償制度を確立することを求めた。政府は、ワクチン訴訟を恐れたメーカーがこれ以上ワクチン生産を減らすことを懸念し、親たちの要求をすべて受け入れる形の法案を通過させた。この法案は、ワクチン・メーカーと親たち双方の利害を守るようにできていたが、予想どおり、双方とも満足しなかった。

全国小児ワクチン被害法は、ワクチン被害を訴える先をワクチン・メーカーではなく連邦政府にするよう定めた。親たちは、それでは疑わしいメーカーが野放しになると非難した。この法律は、ワクチンが原因の被害であることを確実に証明しなくても被害を受けた小児の親に補償することも定めていた。メーカー側は、それでは実際に何の因果関係もないのに自社ワクチンが副作用と関連づけられてしまうと非難した。

★2——ヨアニディスの二〇〇五年の論文「なぜ論文掲載された研究結果の大半は誤りなのか」は、『ボストン・グローブ』紙に「即興的カルトクラシック」と評されたように、医学専門誌『プロスメディシン』に掲載された学術論文で最多のダウンロード数を記録した。私の本の草稿を読んでくれた科学者二人は、このヨアニディスの論文名を引用するのは誤解を招く恐れがあると忠告してくれた。科学者の一人は、論文掲載された研究のデータの多くは正しい、ただしそのデータから引き出された結論が正しくないことはある、と説明してくれた。彼は、厳密には「論文掲載された研究結果の大半は検証が必要だ」というタイトルにすべきだったと語った。

CDCの研究者ラマル・ムルシンゲらは、二〇〇七年の調査「論文掲載された研究結果の大半は正しくない——だが少しの再現研究は大いに役立つ」で、ある研究結果は複数の他の研究で再現されればその正しさが飛躍的に高まることを見出した。あるいは、カール・セーガンの言葉を借りるなら「科学はたくさん出てくるエラーをひとつひとつ刈りこんでいくことで前進する」のだ。

28 ウイルスよりもアレルギーが怖い

息子が四歳になったばかりのころ、私は医者の前に座っていた。息子は私の腕の中で重量級の新生児のように眠りこけていたので、医者はあけすけに話した。もともと息子にはアレルギーがあったが、いまや食物アレルギーがそこに加わり、かなり深刻な兆候を示しているというのだ。それまでの私の観察もある部分、この診断に合致していた。だが深刻な兆候などみじんも感じさせない息子の寝顔を見下ろしながら、私は自分の観察も、医者の診断も、信じられずにいた。医者が部屋を出ると、看護師がエピペンの使い方を教えてくれた。ナッツに反応すると命にかかわる、そのときはこれを注射しろ、と言う。看護師は、自分の太ももにエピペンをぐいと押しこむしぐさをしたとき私の目に涙が浮かんだのを見て、「これを使わずにすむことを祈るわ」と言った。帰宅後、私は医者から渡された情報すべてにきちんと目を通した。その間ずっと、こんなのは全部ウソだ、食べ物があの子の命を脅かすなんてことはありえない、と心の中で叫び続けていた。

医者から渡された、避けるべき食品や行動のリストを何ページも繰るうち、ある項目が私の目を引いた。季節性インフルエンザのワクチン接種だ。[★1] このワクチンは鶏卵の中で育てるため、卵アレルギーを持つ子どもはこのワクチンに反応することがあるという。[★2] 私の息子はすでにインフルエンザのワクチン接種をしていたし、これまでたくさんの卵を平気で食べていた。ともあれ、ワクチンが息子に特別な危険性を与える可能性があると医者から助言されるとは、なんという皮肉だろうと思った。ギリシャ神話のロジックのように、私が免疫性に引かれたせいで、息子は免疫機能障害を引きつけてしまったのだろうか。ひょっとすると私は息子に、イカロスの翼のような欠陥のある免疫性を与えてしまったのかもしれない。

さすがにそこまでは医者には言わなかったが、かわりに、無意識のうちにした私の行動がアレルギーを引き起こした可能性はあるだろうか、と尋ねた。この質問をした意図は、それを知っておけばこれ以上の悪化を防げるのではないかと思ったからで、過去の自分を責めるつもりなど毛頭なかった。ところが、自身も母親であるその女医は、おもむろに私に向き直ると、アレルギーの原因についてはまだ謎だらけで、おそらく何をどうしようがアレルギーになる子はなってしまう、と説明して私を慰めようとした。あなたもご主人もアレルギーをお持ちですから、もし責めるべきものがあるとすれば、親が持っている遺伝物質くらいしかありません、と医者は言った。私が知りたかったのはそんなことではなかった。だが、自分でも調べてみたものの、結局それ以上のことはわからずじまいだった。

ダニエル・デフォーの小説『ペストの記憶』に、病気はどうやって犠牲者を選び出すのだろうかと語り手が疑問に思うくだりがある。語り手は、神が選ぶとは思っていない。病気は人から人へとうつるのだろうと思っている。「病気を広めるのは、ある種の蒸気か臭気のようなもの、人の息または汗、病人の疼痛部位から出る悪臭、あるいは医者でさえ力の及ばぬ何かである……」。この本が書かれたのは、ペストを媒介するのはノミだということが知られるより百五十年以上も前である。

ペストが広がるにつれ、デフォーの小説の語り手は接触が決め手になっていることに気づき、微生物のせいではないかという思いが頭をよぎるが、すぐに打ち消す。「目に見えない生き物が呼吸と共に、あるいは毛穴から身体に入り、勢いよく毒を発するなどという考え」は、語り手にとって現実的とは思えなかった。ペスト患者が息を吹きかけたガラスの破片を顕微鏡でのぞくと「ドラゴンやヘビ、悪魔、魔王のような恐ろしい形をした生き物が見える」という話を聞いたこともあったが、「これが真実だとはとうてい思えなかった」。ペストに直面し、しっかり観察しながらも、その観察を筋道立てて理解できなかった語り手は、突飛な理論に飛びついてみたり、根拠のない願望にすがってみたりする。数百年後、私はこの語り手と同じ心の状態をなぞっていた。

腺ペストはいまも存在するが、それはいわゆる疫病ではなくなった。疫病という言葉は、単に病理学的な感染症を意味するだけでなく、不運な災いや天罰といった意味まで含めた流行《はや》り病《やまい》を意味することがある。世界で最も多くの命を奪う病気は、いまでは心臓病、脳卒中、呼吸器感染症、エイズで、これらのうち疫病の性格を持つとされるのはエイズだけだ。スーザン・ソンタグは、疫病と呼べるかどうかは病死者の数だけでは決まらないと言う。疫病と呼ばれるには、その病気がことのほか恐れられていなければならない。私は、エボラ、サーズ（ＳＡＲＳ）、ウェストナイル・ウイルス、Ｈ１Ｎ１など、致死的な新興疾患が出現した時代を生きてきたが、それらの病気に怯えたことは一度もない。息子が乳児のころ、私は自閉症を恐れていた。自閉症はとりわけ男児に疫病のように広まっているように見えた。それから息子にアレルギーがつぎからつぎへと見つかって、どうしようもないほどの恐怖に怯えるようになった。疫病を定義する要件にもうひとつつけ加えるとすれば、自分の暮らしと隣り合わせにあることなのだろう。

私は『ペストの記憶』を読んでいるとき、男友達の一人に聞いてみた。「まわりの人が病気でどんどん死んでいくのに、その原因も、伝染方法も、つぎにだれが犠牲になるかもわからない状況を想像できる?」。そう話しながら、その友人はエイズの流行がピークに達していたころサンフランシスコに住んでいたことを思い出した。彼は知り合いのほぼすべてを、未知同然だった病気で亡くしていた。一九八九年のサンフランシスコは一六六五年のロンドンに多少は似ていたかもしれない、と彼は言った。

私はその後も、ロンドンのペスト禍が自分の時代と場所にあったらどうだったかと考え続けていた。そんな状況を想像できるかという同じ質問を、こんどは父にしてみた。父は押し黙った。その沈黙から、父は想像できるのだと私は理解した。父は毎日病人を診ている——疫病は父の目の前でとめどなく続いているのだ。「私たちは少なくとも窓から死体を投げ落とす必要はないわね」と、私はこの話題を軽い冗談に変えるつもりで言った。「大きな墓を掘る必要もないし」

「たしかに」と父は言った。「だが、いまの時代は爆弾を抱えている」。爆弾というのは抗生物質耐性菌のことだ。抗生物質の過剰使用は、身体から追い出すのがむずかしい細菌株の出現を許してきた。その一つがクロストリジウム・ディフィシルだ。この細菌への感染は九十パーセント以上が抗生物質の治療後に起こる。父が病院で診ている患者の多数が耐性菌に感染している。

二十一世紀の公衆衛生分野で最も恐れられているのは、耐性菌の持続と、新興疾患の出現だ。前者は現代医療が招いたものとして内からやってくる。後者は外からやってきて、現行の医療では予測ができない。どちらも私たちの根元的な恐怖心に訴えかけるが、「外からくる脅威」「将来への不安」という定番的な取り扱いをしやすい新興疾患のほうが、メディアでの露出が増える傾向にある。この本を書いている時点でも二つの新興疾患が見出しを飾っている。ひとつは中国で発生した鳥インフルエンザで、もうひとつはサウジアラビアで見つかった新しいタイプのコロナウイルスだ。このコロナウイルスは現時点で最も恐ろしい新興疾患だが、どういうわけか「中東呼吸器症候群」という脅威に見合わない名前がつけられている。

二十世紀には大きなインフルエンザの流行が三回あった。そのひとつ、一九一八年のスペイン風邪は第一次世界大戦の戦死者以上の病死者を出した。とくに若者が多く犠牲になった。免疫力が強い若者には免疫反応も強く出すぎて、それが命まで奪ったのだ。二〇〇四年、世界保健機関（WHO）の事務局長が、今後に大きなパンデミックが来るのは避けられないと宣言した。私の友人の生命倫理学者も「来るかどうかではなく、いつ来るかの問題だ」と言う。この可能性が垂れこめているところに新型インフルエンザが発生すれば、メディアはここぞとばかりに、それも往々にして不安をあおるような記事を量産する。だが、私たちはインフルエンザと聞いて「疫病」をイメージすることはない。未知なるものに対する恐怖心を喚起するにはインフルエンザはあまりにも平凡なのだ。遠い異国から来たというような気味悪さがあるわけではないし、病気の前とあとで自分の容姿が変わってしまうこともない。たたりや天罰を思わせるような広がり方をするわけでもない。要するに、インフルエンザは単にインフルエンザだから恐れられているというだけで、疫病のように恐れられてはいないということだ。

小児科医のポール・オフィットは、私が彼の仕事についてインタビューしているとき、近ごろインフルエンザで入院した小児患者二人について語ってくれた。二人とも定期接種ワクチンをすべて受けていたが、インフルエンザ・ワクチンだけは受けておらず、二人とも最終的に人工心肺装置につながれた。一人は生き延びたがもう一人は亡くなった。「翌日、まったく無関係の患者が私の診察室にやってきて、インフルエンザ・ワクチンは受けたくないと言ったとします。私はその決断を尊重すべきでしょうか？」とオフィットは言った。「不安に思う気持ちは尊重すべきです。ワクチンを不安に思う気持ちも理解できます。でも、その決断は尊重できません。なぜなら、負わなくていいはずのリスクを負うことになるからです」

二〇〇九年のH1N1インフルエンザ・パンデミックがさほど人命を奪わなかったという事実は、どういうわけか、公衆衛生の失策だと見られることがある。ドクター・ボブも、「結局のところ、H1N1をめぐる過大な警告と不安は当を得ていなかった」と書いている。(90) パンデミックは予想されていたほどひどくなく、むしろ穏やかだった。H1N1による死者は十五万人から五十七万七千人のあいだのどこかだと言われているが、その半数以上は公衆衛生対策が不十分な東南アジアとアフリカの人々だ。検死により、元々健康だったのにH1N1で死亡した人の多くが自身の免疫反応の犠牲になっていたことが明らかになった。このときもまた、自分の敵は自分自身だった。

私は、インフルエンザへの予防対策は実際の脅威に対して大げさすぎたという不満を聞くと、それを言うなら予想不可能なウイルスに対してではなく、イラク戦争でアメリカ軍がとった行動に対して言うべきではないのか、とつい思ってしまう。たかがインフルエンザにワクチン接種で備えるなんて馬鹿げた先制攻撃だ、という声を聞くこともある。だが、戦争における先制攻撃と医療における予防策は分けて考えるべきだろう。アメリカ軍がイラクを先制空爆したのがいい例だが、戦争の先制攻撃はすでに進行中の紛争を戦争へと発展させるものだ。しかし、医療において予防措置をすることは、将来の医療介入を不要にするという効果が見込める。いずれにせよ、戦争においても病気においても、私たちは予防することが苦手だ。「予防医学という考え方はアメリカ人に向いていない」と、『シカゴ・トリビューン』紙は一九七五年に書いている。(91)「なぜなら予防医学とは、敵は自分自身であることをまず認めることから始めなければならないからだ」

二〇一一年、ヨーロッパでのみ使われていたH1N1ワクチンで、フィンランドとスウェーデンの十代にナルコレプシー（過眠症）の発生率の上昇が見られた。初期報告は、フィンランドの十代で一万二千人に一人、スウェーデンの十代では三万三千人に一人の発生率を示していた。調査は現在も継続中で不明な点も多い。とりわけ、このワクチンがなぜ特定の年代および特定の国でナルコレプシーの上昇を招いたのかは今後の研究を待たねばならないが、ナルコレプシーの発生自体は敵が自分自身にあるという既存の懸念をまたひとつ裏づけている。あるワクチンに何か問題が生じたとき、それは医学が不十分な証拠ではなく、自分が自分を壊そうとしている証拠なのだ。

スーザン・ソンタグは、「黙示《アポカリプス》は未来の出来事ではなく、生きているかぎり続く連続的な状態だ」と書いている。この不安定な時代に、私の父はストア派哲学の本を読み始めた。がん専門医の父にとってストア派哲学は、それほどお門違いのテーマでもないだろう。父がストア派哲学に引かれたのは、自分に何が起こるのかをコントロールすることはできなくても、起こったことにどんな感情を持つかはコントロールできる、という考えだった。

ジャン・ポール・サルトルの言葉で言い換えれば、「自由とは、あなたに課されたことに、あなたが対処できること」だ。

課されたこと、とは、私たちを不安にさせているものと考えていいだろう。では、私たちはその不安にどう対処すればいいのか？　これは、アメリカ市民として、母として、私はどうあるべきかという問いの核心だと思った。母として、私たちは自分の無力さになんとか折り合いをつけなければならない。母が子を守ることは、ある程度までは可能だろう。だが、私たちが不死身になれないように、自分の子を不死身にすることはできない。ダナ・ハラウェイが言うように、「人は一生、脆弱性の窓を開けっ放しにしている」のだ。[92]

★1――季節性インフルエンザ・ワクチンは、他のワクチンといろいろな点で異なる。その最たるものは、効果があまりないという点だ。インフルエンザ・ウイルスは急速に変異し、毎年、異なる株のウイルスが出てくるからだ。ワクチンはインフルエンザの季節になる前に用意しておく必要があるため、研究者らはつぎの年にどんな系統のウイルスが優勢になりそうかを経験に基づいて予測する。この予測は通常、そこそこ当たる。だが、ワクチン接種をした人でも、そのワクチンがカバーしていなかったウイルス株に感染してインフルエンザを発症することがある。このことからインフルエンザ・ワクチンは効かないと決めつける人がいるが、それは早計だ。実際に流行したウイルス株と予測で作られたワクチンが合致しなかった年でも、ワクチン接種をした人は感染しても重症にならず、人口全体で見たときの発症率も抑えられる。また、インフルエンザ・ワクチンの接種を何度もした人は、多くのウイルス株に対する累積免疫力がつく。

インフルエンザ・ワクチンの有効性とインフルエンザ・ウイルスの重症度はどちらも年度ごとに変動するため、個々のリスク評価は困難だ。感染しても症状が軽度な弱い型のウイルスが何年も続いたあと、とつぜん危険な株が出現することもある。

★2——その後、卵アレルギーを持つ子どもの多くがインフルエンザ・ワクチンを問題なく受けていることを知った。私の息子もアレルギー持ちだがインフルエンザのワクチン接種をしている。

29 私たちはみな拡大家族である

ドラキュラがイギリスにやって来て、最初に犠牲になったのは若く美しい女だった。彼女は日に日に弱く青白くなっていったが、三回にわたる輸血を受けて生き続けた。幸運にも、彼女には彼女を慕う三人の男がいて、三人ともよろこんで自分の血を差し出した。その中の一人が日記にこう書いている。「愛する女性の静脈に自分の生きた血を入れるのがどんな気持ちか、実際に経験するまでわかる人はいない」。ドラキュラは容姿の美しい女を好んだが、愛する気持ちになったことはないようだ。ブラム・ストーカーが描いたドラキュラは、フランシス・フォード・コッポラの映画に出てくるような、真の愛を永遠に探し続ける吸血鬼にはならなかった。たとえヴラド三世の現生への生まれ変わりだったとしても、哀れみや愛とは無縁だった。ドラキュラは、さしずめ人間というより病《やまい》の化身だ。

ドラキュラを追う討伐隊もまた、人間というより医学の化身だ。吸血鬼は血を吸い、吸血鬼討伐隊は血を提供する。

私は腕を広げて血を抜かれているとき、吸血鬼と吸血鬼討伐隊の違いについて考えた。マントを身につけることを覚えた私の息子は、悪人と善人の話をするのが好きだ。人はみな悪人でもあり善人でもあると私が何度言い聞かせても、息子は両者を区別して語る。★1 私たちは吸血鬼であり、吸血鬼討伐隊でもある——マントを着ているときと脱いでいるときがあるように。私はホラー作家のスティーヴン・キングの娘、ナオミ・キングが語ったことを思い出す。彼女は、小説のジャンルとしてのホラーには関心がないが、内なる怪物と親しくなれるかという神学的な問いには関心がある、と言った。「作家はだれかを悪魔に仕立て、怪物を作り出し、恐怖を演出します。でもそれは、作家でなくてもできることです。私たちにその力があるなら、自分自身を怪物にすることも可能なのです(93)」

先日、息子が「血液は要りませんか?」と言いながら、壊れた住宅用火災警報器のバッテリー端子を私の腕に押しつけた。輸血ごっこが終わると息子は得意げに、「はい、これでもう食事をしなくても大丈夫ですよ」と言った。息子は私を吸血鬼に見立てて遊んでいた。まあ、考えてみれば、私は吸血鬼のようなものだ。というわけで、私は自分の内なる吸血鬼を中和するために献血所にやってきた。出産直後に見知らぬドナーの血を分けてもらった借りを返すためでもあった。私はあのときのドナーが、自分の向かいの椅子に座っている人かもしれないと想像してみた——単語帳をめくりながら勉強している筋肉質の男性、小説を読んでいる中年女性、スマートフォンをいじっているスーツ姿のビジネスマン。その人たちは、駅の待合室で見かける人たちと何ら変わらないはずなのに、献血所にいるというだけで利他主義のオーラを浴びているように見えた。

人が献血をする理由は私利私欲では説明できない。これは、血を寄贈しても何も得られないという意味ではない。アメリカを含むごく少数の国では、献血を促すために褒賞が用意されている。二〇〇八年、赤十字社は「少し与えて多く得よう」と題する献血促進運動を展開した。献血をすると、ドナーは千ドル相当のギフトカードが当たるくじ引きに参加できる。「少し与えて多く得よう」は、現代アメリカ人の日々のモットーのようでもあり、ユダヤ教の大祭日の精神のようでもある。しかし、経済学者らの調べによれば、褒賞をちらつかせると逆に献血率が下がることが示されたという。無償で献血するつもりでいた人は、褒賞を与えると言われると侮辱されたように感じるのではないか、と調査を実施した学者の一人は分析している。[94]

私の向かいにいる人たちはみな、腕に針が刺さるとき一瞬、顔をしかめた。私はびくびくしながら献血所に来た。そして先ほどまで、向かいの三人が私より献血に前向きな尊い人たちだと想像していた。だから私は、彼らの顔にさっと走ったものを見てちょっとびっくりした。看護師が私の腕に針を刺したとき、私も彼らと同じ表情をしてしまった。私もそれが嫌《いや》なんだ、と思った。★2 また『ドラキュラ』の一節を思い出した。登場人物の一人が、愛する女性に血を与えているあいだ性的な恍惚感のようなものを味わったあと、日記に「提供することを自ら望んだとはいえ、やはり血を抜かれるというのは気持ちのいいものではない」と綴っていたのだ。

私の向かいにいる筋肉質の男性は、看護師に椅子の背を倒してもらって横になっていた。どうやらめまいを起こしたらしい。私は献血を終え、ごく軽いめまいを感じながらお菓子を盛りつけてあるテーブルに移動し、腰をかけ、目を閉じた。私の横に二人の男性がやってきた。声のようすからすると、十八歳以上という献血可能な条件をぎりぎり満たしているくらいの若者たちだった。一方がもう一方に、なんで献血なんかするのさ、と尋ねた。「いつも呼び出されるんだよ。ぼくの血は、だれにでも輸血できる特別な血液型なんだってさ」「何型なんだい?」「オー・マイナスだよ」

私はぱっと目を開けた。私と同じ血液型の若者は、褐色の肌をしていた。血液型は祖先集団のパターンに従うとはいえ、人種的な見た目に従うものではない。O型Rhマイナスは、中南米の先住民やオーストラリアのアボリジニに最も多いが、どういうわけか西ヨーロッパの出身者やアフリカの一部の出身者にもよく見られる。私たちは拡大家族なのだ。

「近ごろの人は将来自分で使うために自分の血を貯蔵するようになっている」と、スーザン・ソンタグは一九八九年に嘆いた。「私たちの社会における利他的行動の手本だった匿名での献血体制が、いまや危うくなっている。匿名者の血をやりとりすることに人々が不安を覚えるようになったからだ。エイズがもたらした不幸な影響は、アメリカ人の性に対する道徳観念を偏狭にしただけに終わらず、利己心を強化することまでしてしまった。利己心はこれまで、個人主義を支えるものとして尊重されてきたが、いまではてっとり早い危険回避策に使われている」

てっとり早い危険回避策は、これまでも歴史に汚点を残してきた。十四世紀にヨーロッパで人口の半分以上が失われた黒死病のさなかには、公衆衛生の名のもとに大勢のユダヤ人が生きたまま焼き殺された。ユダヤ人コミュニティを襲った暴徒たちは、この疫病はキリスト教徒に対するユダヤ人の陰謀だと考えた。だが、その陰謀論の根拠はといえば、せいぜい拷問を受けたユダヤ人が、苦し紛れに井戸に毒を入れたと話したという程度のものだった。ブラム・ストーカーはドラキュラ伯爵を、目立つわし鼻の持ち主で、城には金貨の山があり、出身は東欧だとして描いた。おそらく読む人にユダヤ人を連想させることを意図していたのだろう。この小説を原作にした初の映画作品ではその意図がもっと明白にされ、ベラ・ルゴシが演じるドラキュラはダビデの星を身につけていた。

ブラム・ストーカーの『ドラキュラ』は、ドラキュラ伯爵がロンドンに不動産を購入したところから話が始まる。不動産売買契約を締結するため東欧のトランシルヴァニア地方まで出向いた若い弁護士は、ドラキュラが英語を完璧に習得したいと思っていることを知る。書斎の本棚にはイギリスの歴史書と地図がぎっしりつまっており、ドラキュラはイギリスの列車の時刻表まで読んでいた——イギリスに永住するつもりでいたのだろう。こうしてこの小説は、移民と汚染に対するイギリス人の不安をかきたてるように展開していく。

古くからある病気予防の方策の一つは、よそ者、移民、手足が欠けている者、顔に傷痕のある者を避けることだった。そしてこのことが、病気は外部あるいはよそ者からもたらされるものだという思いこみを定着させた。スーザン・ソンタグは、「イギリス人は梅毒をフランス痘と呼んでいた」と書いている。「パリジャンたちはドイツ病と、フィレンツェの人はナポリ病と、日本人は中国病と呼んでいた」。よそ者に病気の責をなすりつけるのは、私たちの本能に刷りこまれている反応だと言う人もいる。進化心理学者が言うところの「行動免疫システム」は、よそ者に見られる身体的相違や見慣れぬふるまいに、ことのほか敏感に反応するようにできている。

私たちの行動免疫システムは、相手に実害がなくても動く。病気忌避行動は、肥満者や障害者など見た目が平均的でない人に対して簡単に発動される。移民や同性愛者など文化的慣習が違う集団に対しても発動される。米国医師会が先ごろ認めたように、一九八三年に制定されたゲイ男性の献血禁止令は、当初は慎重を期すための措置だったが、いまや単なる差別的な措置になっている。私たちは、自分が脆弱だと感じているときや病気に脅かされているときほど、偏見を強めがちだ。たとえば妊婦は、妊娠初期ほどゼノフォビア（外国人嫌い）に陥りやすいという研究結果もある。悲しいかな、私たちは自分が弱いと感じているときほど心が狭くなるらしい。

二〇〇九年の秋、Ｈ１Ｎ１インフルエンザの流行がピークだったころ、ある研究チームがかねてからの仮説の検証を試みた。研究者らは、病気から守られていると感じている人ほど偏見を持たないのではないかという仮説を立てていた。インフルエンザ・ワクチンを接種した人のグループと接種しなかった人のグループに、インフルエンザの脅威を誇張した文献を読んでもらってから心理テストをした。その結果、ワクチン接種したグループは非接種グループに比べて移民に対する偏見が少ないことがわかったという。

同研究チームは引き続き、ワクチンに対する印象を事前に操作をしたのちにワクチン接種すると、偏見の度合いがどう変わるかを調べた。すると、「季節性インフルエンザのワクチン接種は季節性インフルエンザ・ウイルスを人体に注入することだ」というように、ワクチン接種に汚染のイメージを重ねるような説明を受けてから接種した人は、病人に対する偏見を強めていた。逆に、「季節性インフルエンザのワクチン接種は季節性インフルエンザのウイルスから守るためのものだ」という説明を受けてから接種した人は、偏見を助長していなかった。なお、どちらの説明も真実であり、伝え方しだいで相手の受け止め方が変わるということだ。研究チームはさらにもうひとつ手洗いに関する比較実験をして、三つの実験に一貫して見られたパターンから、「インフルエンザのような身体疾患への予防策は、偏見のような社会の悪弊を治すことにも使えるだろう」という結論を出した。(95)

私はワクチンや手洗いで偏見を撲滅できるとは思わない。ワクチンや手洗いで防げない病気はこれからもつねに存在し続け、それがよそ者を不安視する本能に栄養を与え続けると思うからだ。それでも、ワクチン接種には予防医学を超えた社会是正の効果があると信じている。

★1——私はある春、息子に野球のルールを教えた。浜辺でウィッフル・ボールとプラスチックのバットを使って遊んでいたときのことだ。息子は自分が初めて「アウト」になってから、母親とは同じチームでないことを理解するようになった。「ママは悪人」と息子は言って、にやっと笑った。彼は先ごろスーパーヒーローのことを知り、悪人と善人というわかりやすい区分けを覚え、この対比に引きつけられたが、同時に反逆者という言葉にも魅力を感じたようだ。反逆者とは、自分が善だと思うことのためにルールを破る人のことだと私が教えたからだ。「ぼくはときどき反逆者になるんだ」と彼は言った。

「ママは悪人でも善人でもない。別のチームなだけよ」と私は言い返した。この説得力の弱い返答に、彼は笑顔で応えた。私はボールを投げ、彼は三振した。彼は「やるな、悪人め」とうれしそうに言いながら、バットを手渡した。彼はゲームを完全には理解していないかもしれないが、彼がボールを打ちたいと思うのと同じくらい私が彼にボールを打たせたいと思っていることは理解していた。そう、私たちは別のチームなのではない。共に同じ遊びをしている同じチームだ。

★2——「私もそれが嫌なんだ」という言葉はマリアンヌ・ムーアの詩からとった。

30 庭を世話する

ギリシャ神話のナルキッソスは美青年の狩人だったが、他者を愛する心を持っていなかった。妖精のエコーはナルキッソスを追い続けたが、ナルキッソスはエコーの恋心を拒絶し、失意のエコーは森をさまよい、やつれ果て、やがて森の中の他者の声をくり返すだけの存在になった。この仕打ちを罰しようと、神はナルキッソスを水辺におびき寄せた。ナルキッソスは水面に映る自分の姿に恋に落ち、身を焦がし、水面を見つめたまま死に絶えた。

ナルキッソスを描いた絵は、二〇〇二年の『サイエンス』誌の特集号「自己を映す――免疫性とそれを超えて」で表紙を飾った。自己というコンセプトは免疫学の基本だ。免疫系は自己と非自己を見分け、非自己を追い出すか、それ以上入ってこないよう保護障壁を築くかしなければならない、というのが免疫学の中心的な考え方となっている。『サイエンス』の序文はナルキッソスの神話で始まり、自己を認識することの重要性を語っている。(96) もちろんこの神話の本来の教訓は、自分自身に夢中になりすぎて他人の美点を見出せなくなったらおしまいだ、ということだ。

私は非自己（ノンセルフ）というどっちつかずの言い方に、奇妙さと愉快さを覚えた。アンデッドという言葉が生と死のあいだを意味しているように、非自己という言葉も自己とそうでないもののあいだを意味しているように見えた。よく考えれば、非自己という言い方はなんとなく、私たち人間の状態を表しているように思える。細胞の数だけで比べれば、人体内には自己の細胞より自己以外の細胞のほうがたくさんある。宇宙人が宇宙空間から観察したら、ヒトのことを「微生物の乗り物」と思うのではないか、と冗談まじりに語る免疫学者もいるほどだ。実際問題、微生物が私たちのおかげで生かされているのと同じくらい、私たちも微生物のおかげで生かされている。微生物は私たちの消化を助け、ビタミンを合成するのを助け、有害な細菌が増えるのを阻止している。私たちが微生物をどれだけ頼みにしているかを考えれば、微生物をよそ者扱いするのは正しくない。

妊娠は、私が理解していた自己と非自己の区別に揺さぶりをかけたが、免疫学者たちをも惑わせた。なぜ妊婦が体内に非自己を抱えたままで平気でいられるのかは、二十世紀の終わりごろまでずっと謎だった。一九八〇年代には、セックスがワクチン接種のように働くのではないかという風変わりな理論が現れた。先に精子が注入されることにより、あとから育つ胎児を母体に脅威と感じさせない仕組みではないのか、というのだ。この理論は別の考え方に押されて消えていった。胎児は実際には母体を共有しておらず、保護障壁の内側に収容されているにすぎない、微生物が腸内や肺に安住しているのと同じだという考え方である。この考え方はその後さらに磨きがかけられて、微生物も胎児も身体から危険な存在と見られていないのだろうという考えに変わってきている。

免疫学者のポリー・マジンガーは一九九四年、危険を伝えるパターンやシグナルが免疫反応を作動させるスイッチになっている可能性を提唱した。彼女はこれを「危険モデル」と名づけ、「免疫系はよそ者かどうかより危険な相手かどうかに関心があるのではないか」と書いた。[97] つまり、免疫系は非自己を検出するのではなく危険を検出するのではないか、というのだ。自己が危険な存在になる場合も、非自己が無害である場合も、免疫学者たちはこれまでさんざん見てきている。

マジンガーは『ニューヨーク・タイムズ』紙で、この理論について「それほど革新的な考えというわけではなく、ただ物の見方を変えただけだ」と述べている。「警察が小学校時代の同級生をすべて受け入れて、移民をすべて殺すようなコミュニティを想像してほしい。それが自己・非自己モデルだ。危険モデルでは、旅行者も移民も受け入れる。ただし、窓を壊す人が出てきたら、警察が出動して追い出しにかかる。窓を壊すのがよそ者だろうと地元民だろうと関係ない。危険なのは窓を壊すという行為であり、そんな危険なことをする者はだれであれ攻撃する」。免疫系は独力で危険を検出しているのではなく、身体組織のネットワークとつねにコミュニケーションしている、とマジンガーは言う。彼女はこれを「拡大家族」と呼ぶ。この拡大家族の相互扶助とコミュニケーション方法をもっとよく理解すれば、「自己に対する認識を新たにできるはずだ」とマジンガーは言う。

子宮内は無菌なので、出産は最初の「接種」に相当する。産道を通りながら、赤ん坊は皮膚、口、肺、腸にこれから住みつくことになる細菌に出会う。いったん外に出てからは、親きょうだいや他人と同じ空間を共有する。人生の最初期に必要な微生物をとりこみそびれると、その子の健康によくない影響が長く続くこともある。私たちは内なる非自己に寛容なだけでなく、内なる非自己を頼り、内なる非自己に守られている。他者と共有している空間にいる微生物（外なる非自己）にも同じことが言えるだろう。

どんな生態系でも健全さを保つには多様性が欠かせない。だが、私たちが人種の多様性について何かを語るとき、とりわけ「寛容」という言葉を使って語るとき、そこには自分と違う人間は基本的に不愉快だという意味合いが隠れていることがある。また、寛容という言葉を使うことによって、本来なら互いを必要とする相互依存の関係を覆い隠してしまうこともある。息子はあるとき「モグラはね、目が見えないんじゃなくて、見たいと思わないだけなんだよ」と言った。人間にも同じことが言えそうだ。マーティン・ルーサー・キングの言葉を借りれば、私たちは「相互依存という不可避のネットワークに組みこまれていることを、あえて見ようとしないだけ」なのだ(98)。

自己・非自己モデルの免疫系に潜在的につきまとう差別的なイメージは、危険モデルには付随しない。ただし、その危険モデルにも、警察部隊による好戦的な破壊イメージはまだつきまとっている。科学者らはすでに、危険モデルに代わるモデルを提唱しつつある。未来の感染症への対応は、好ましくない細菌を殺すのではなく、好ましい細菌を育てる方向に行くだろうという考え方だ。いわば、病気と戦わないという対処法だ。このことを私が知った記事の見出しは、「身体にいる微生物の庭を世話しよう」だった(99)。私たちの身体は、よそ者やなじみのないものすべてを攻撃する軍事機構ではなく、庭のようなものだという。庭のようなところなら、そこがふさわしい状態が保たれているかぎり、私たちは多くの生物と共存共栄できる。身体という庭の中を覗いてみれば、そこにあるのは自己そのものではなく、それ以外のものを含めたすべてだということに気づくだろう。

ヴォルテールは著書『カンディード、あるいは最善説』の最後で、主人公のカンディードに「私たちは私たちの庭を耕さなければならない」と言わせている。最善説という言葉は一七五九年の時点で新しく、神により形作られたこの世はあらゆる物事が最善の可能世界である、という信条を意味していた。ヴォルテールは『カンディード』で、この最善説はもちろんのこと、ありとあらゆるものを風刺している。ヴォルテールが生きた時代の啓蒙思想の基盤である理性と合理主義さえ、風刺の対象となった。カンディードは、合理主義など不合理だと語る。理性を使うことが可能なのは、それ以外のすべてがまったく理性的でないときだけだ、と。

若きカンディードが周遊旅行に出発したとき、それまで安楽な暮らしをしてきた彼にとって、最善説を信じることはたやすかった。だが彼は、旅を進めるにつれ、戦争や自然災害、強姦、絞首刑を目にする。片手と片脚を失った奴隷にも会った。「あんたらがヨーロッパで食べる砂糖のために、我々が払っている代償がこれだ」と奴隷は言った。カンディードは、「これが最善の可能世界だというなら、ほかにどんな世界があるというのだ?」と考えるようになる。だが、この小説はハッピーエンドで終わる。カンディードと友人たち――投獄され、強姦され、梅毒とペストを患った者たち――は、力を合わせて小さな地所を購入し、そこで庭を耕し、果実を楽しむ。

フローベールは、『カンディード』の結末を賞賛した。「人生そのものと同じくらい愚かだから」というのがその理由だ。私と妹は、初めて『カンディード』を読んだときどこで読んだかは覚えていたが、二人とも結末がどうだったかよく覚えていなかった。少なくとも、私が妹に『カンディード』の結末を説明をしてほしいと頼んだ夜中の時点で、妹はうろ覚えだった。「あの文章の意味がわからないって、正直に言えば？」と、妹は眠そうに言った。そう、私はこの本の結末の意味がわからない。そうであったらいいと思う解釈ならある。最善説の夢がついえたときに耕す庭は、この世から退却する場所ではなくこの世を豊かにする場所だ、という意味ならいいのにと思っている。

　庭という言葉が指すものを社会的身体にまで広げれば、私たちは庭の中の庭に住んでいると想像することができる。外側の庭はエデンの園ではない。バラの庭園でもない。身体という内側の庭に菌類やウイルスや細菌が善玉菌も悪玉菌も関係なく住みついているのと同じように、外側の庭も見慣れぬものや雑草でごったがえしていて、果実も生《な》ればトゲもある。そこを荒野と呼びたいならそう呼んでもいいが、おそらくコミュニティというだけで十分だろう。その社会的身体をどう呼ぼうが、外なる庭と内なる庭は、互いが互いに影響し合う。免疫性は共有空間にある――私たちみんなで世話する庭に。

謝辞

レイチェル・ウェブスターとは多くの夕べを共に過ごした。互いの子どもが眠っているあいだ、二人でキッチンテーブルに座り、この本をどんな本にすべきかと知恵を出し合い、何度も何度も草稿を読んでもらった。この本に書いたことは、彼女を含むかけがえのない友人たちとの会話が下敷きになっている。スザンヌ・バッファム、ビル・ジラード、クリステン・ハリス、ジェン・ジョーム、エイミー・リーチ、ショーナ・セリー、モリー・タンバー、デイヴィッド・トリニダード、コニー・ヴォワシンにはとりわけ恩義を感じている。ロビン・シッフはゴシック文学のあらゆることを教えてくれ、私と一緒に考えてくれ、私が知っていると思わなかったことを思い出させてくれた。私の思考を深め、真摯に議論し、新たな視点を与えてくれた詩人仲間と母親仲間にも感謝したい。ブランデル・フランス・デ・ブラヴォ、アリエル・グリーンバーグ、ジョイ・カッツ、ジェニファー・クロノヴェット、ケイト・マーヴィン、エリカ・マイトナー、ホア・グエン、リサ・オルステイン、ダニエル・パファンダ、マーサ・シラーノ、カルメン・ギメネス・スミス、ローレル・スナイダー、マルセラ・スラック、レイチェル・ザッカーその他のみなさん、ありがとう。

ライターのデイヴィッド・シールドとレベッカ・ソルニットは、本書の企画の初期に貴重な支援をしてくれた。ジョン・キーンはメタファーについて読むべき本を推薦してくれ、イーユン・リーは文学に造詣の深い免疫学者を私のために見つけ出してくれた。私のエージェントのマット・マクゴーワンは本書の草稿を読み、小さな本だが大きな可能性があると励ましてくれた。編集者のジェフ・ショッツはあらゆる詳細について私と話し合い、この本をよりよくするために全力を尽くしてくれた。私はショッツを含むグレイウルフ社の全員に感謝をしている。

グッゲンハイム基金、ハワード基金、全米芸術基金から助成金を得られたおかげで、私は教職の仕事を一時離れて調査と執筆に専念できた。クリスティーン研究所は私に隠れ家を提供してくれた。トータル・チャイルド・プレスクールのジュタマス・ラトゥール、エイミー・パトキ・キューブスその他のすてきな友人たちは、私が本を書いているあいだ、息子の世界を広げてくれた。

ノースウェスタン大学図書館のシャーロット・クバッジは、私の初期の調査方法に助言をしてくれ、マリア・ホロホースキは私の最初の調査アシスタントになってくれた。のちに、かつての教え子イリアナ・ゴンザレスが自分の執筆時間を削ってまで私の手伝いをしてくれた。彼女のおかげでこの本は磨き上げられた。

寛大にも私の質問に答えてくれた科学者や医者のみなさん、スコット・マステン、エレン・ライト・クレイトン、パトリシア・ウィノカー、チャールズ・グロース、ポール・オフィット各氏にもお礼を申し上げたい。レオナルド・グリーンは本書の完全原稿を見直してくれた。トム・ワルドシュミットは多くの複雑なことを私に説明し、何本かの草稿を読んで的確なアドバイスを与えてくれた。

アイデアと支援を授かったノースウェスタン大学の同僚たちにも感謝を。ブライアン・ボールドリー、ケイティ・ブリーン、アヴェリル・カーディ、ニック・デイヴィス、ハリス・フェイソッド、レグ・ギブソンズ、メアリー・キンジー、スーザン・マニング、スージー・フィリップス、カール・スミスのみなさん、ありがとう。力と無力さの問題を明白にしてくれたジェーン・スミスと、生命倫理学の世界に私を引き入れてスリルあふれる議論をしてくれたローリー・ゾロスにも感謝を。

マギー・ネルソンは、この本の第一稿すべてに目を通してくれた。ニック・デイヴィスは余白に私を元気づけることをたくさん書き入れてくれた。この本の内容の一部は『ハーパーズ』誌に掲載されており、ジェネヴィーヴ・スミスが根気よく編集してくれた。メアリー・ロックキャッスルは最初のほうの抜粋を『ウォーターストーン・レヴュー』に掲載してくれた。スザンヌ・バッファム、ジョン・ブレスランド、サラ・マングーソ、マーラ・ナセーリ、ロビン・シッフは、草稿を読んでさまざまな意義ある提案をしてくれた。本書が完成したのはみなさんのおかげである。

母のエレン・グラフには、何より神話とメタファーについて教えてもらったことに感謝している。父のロジャー・ビスは、免疫性に対する私の関心を育ててくれ、たびたび資料を送ってくれ、本書の中で父の言葉を引用することを許してくれた。妹のメイヴィス・ビスは私の思索に欠かせない相棒で、もやもやとしているところにいつも鋭いメスを入れてくれている。ケイシー・ビス、フレッド・グラフ、アタナ・ビス、ジェネヴィーヴ・ビス、パローダ・ドゥカヴァラス、リズ・グラフ－ブレネン、ルイーズ・ラングズナーにもありがとうと言っておきたい。

最後に、生活と芸術の双方で私と共同作業をし、懐疑主義と信用のお手本となってくれた夫のジョン・ブレスランドと、私に多くのことを考えさせてくれた息子のジュノーに感謝を捧げたい。

訳者あとがき

本書の原書は、二〇一四年九月にアメリカで刊行された *On Immunity: An Inoculation* である。著者のユーラ・ビスはノースウェスタン大学でライティングを教えている文筆家だ。これまでの著書に、*The Balloonists* および *Notes from No Man's Land: American Essays* がある。後者はアメリカにおける人種と人種に基づくアイデンティティをテーマにしたエッセイで、全米批評家協会賞を受賞した。彼女のエッセイは、『ビリーバー』『ハーパーズ』『ニューヨーク・タイムズ』などの媒体にも掲載されている。

近ごろアメリカでは、自分の子にあえて小児ワクチンを接種させない母親が増えていて、麻疹が突発的に流行するような事態が生じている。そうした母親のおおよそのプロフィールは、白人で高学歴、社会経済的に恵まれた女性だ。一九七〇年代後半に生まれたユーラ・ビスはまさにそのプロフィールにあてはまる。ここからは私の想像だが、彼女は子を産むまでは主体的な人生を送ってきたことだろう。だれかに命じられるまま生きたり、流されるように生きたりするのではなく、自ら情報収集をして理知的に選択する生き方をしてきたに違いない。妊娠したとわかったとき、医療介入を前提とする病院での出産ではなく、助産院での「自然」出産をしようと決めたのも、きっとそんな選択のひとつだったのだろう。そして彼女は予防接種についても調べておこうと思い立った――おそらく、いつものように自ら情報収集して理知的な選択をするつもりで。ところが、その先に待っていたのは出口のない迷路だった。

出産後、彼女の生き方は一変する。子育ては毎日がギャンブルだ。親として決めなければならないことは山ほどある。だが、あるリスクを避けるために選ぶ決断には、かならず別のリスク(または未知のリスク)がついてくる。わが子の命と健康を預かるという責任の大きさに比べ、そのためにコントロールできる部分はあまりに小さい。彼女はそんな子育てのなか、母親同士でさまざまに議論したワクチンと免疫について、疑問を持ち、研究論文を読み、取材し、講義を受け、考察を深めていく。ワクチンに対する不安を歴史的な観点と、現代社会の観点から分析し、それが何を意味するのかを、言語(メタファー)や文学作品、時事問題に探す。

ひとりの母親としての率直な心情の吐露と鋭い社会批評がブレンドされた本書は、著者本人によれば同じような立場にある母親たちに向けて書いたとのことだが、ふたを開けてみれば、母親たちにとどまらない幅広い層の読者を得た。グレイウルフ社という独立系の小さな出版社から刊行されたこのエッセイは、アメリカの主要紙・主要雑誌の二〇一四年度ベストブック10に軒並みに選ばれた（『ニューヨーク・タイムズ・ブック・レビュー』『エンターテイメント・ウィークリー』『シカゴ・トリビューン』『パブリシャーズ・ウィークリー』『タイムアウト・ニューヨーク』など）。

この本はいろいろな読まれ方をされるだろうし、またいろいろな読まれ方をされるべき本でもあるので、先入観なしに読んでもらいたいとは思ったが、なぜアメリカでこれほど受容されたかについてはやはり押さえておいたほうがいいだろう。あくまで私の印象だが、ポイントはふたつあるように感じた。ひとつは、社会経済的に恵まれた母親たちがなぜワクチンを怖がるのかについて、これまでになく深い分析をしている点。もうひとつは、人は互いに依存し合っている存在で、個人が健康であるためにはコミュニティが健康であらねばならないという真理を、ほんわかスピリチュアルに説くのではなく、科学と哲学からしっかり説いている点だ。

たとえば『ニューヨーク・タイムズ』紙の書評にはこんなふうに書かれている。「この本は私たちに、個人の自立が幻想であること、だれもがみな相互依存のネットワークに組みこまれていることに気づかせる。これは単に、コミュニティを大事にしましょうというような甘ったるい話ではない。輸血や臓器移植が現に稼働しているという厳然たる事実に基づいている。私たちは他者のおかげで生かされ、他者の命に責任を負っている」

ビル・ゲイツやマーク・ザッカーバーグも、本書を「読むべき本」として取り上げた。ザッカーバーグは自身のフェイスブックに、「一部の人がなぜワクチンを疑問視しているのか、この本を読んでよくわかった。そしてその疑問に確たる根拠がないこと、ワクチンが有効で安全であることを確認できた」と書いている。ゲイツは、自身の財団で長年ワクチン開発を支援してきたにもかかわらず、ワクチンについての自分の理解はまだまだ浅かったと認め、ワクチンに対する不安を単なる無知や非科学的な態度だと片づけてはならない、とブログに書いている。

訳者である私自身もこの本から多くのことを考えさせられた。この有意義な本を訳す機会を与えてくださり、また迷ったときの相談相手になってくださった、柏書房編集部の竹田純さんにここで改めてお礼を申し上げておきたい。

二〇一八年二月

訳　者

Death Issue," *Science*, April 1, 2002.
(97) Polly Matzinger, "The Danger Model: A Renewed Sense of Self," *Science*, April 12, 2002; Claudia Dreifus, "A Conversation with Polly Matzinger: Blazing an Unconventional Trail to a New Theory of Immunity," *New York Times*, June 16, 1998.
(98) Martin Luther King, "Letter from Birmingham Jail," April 16, 1963.
(99) Carl Zimmer, "Tending the Body's Microbial Garden," *New York Times*, June 18, 2012.

(85) Maria Popova, "Mind and Cosmos: Philosopher Thomas Nagel's Brave Critique of Sciselected entific Reductionism," brainpickings.org (blog), October 30, 2012, http://www.brainpickings.org/index.php/2012/10/30/mind-and-cosmos-thomas-nagel/.
(86) Scott Rosenberg, "Salon.com Retracts Vaccination Story, but Shouldn't Delete It," *Idea Lab* (blog), pbs.org, January 24, 2011, http://www.pbs.org/idealab/2011/01/saloncom-retracts-vaccination-story-but-shouldnt-delete-it021/.
(87) John Ioannidis, "Why Most Published Research Findings Are False," *PLOS Medicine,* August 2005.
(88) Rachel Carson, *Silent Spring* (New York: Houghton Mifflin, 2002, 1962), 279.
(89) Allan Johnson, "Modernity and Anxiety in Bram Stoker's *Dracula,*" in *Critical Insights: Dracula,* ed. Jack Lynch (Hackensack, NJ: Salem Press, 2009), 74.
(90) Robert Sears, *The Vaccine Book: Making the Right Decision for Your Child* (New York: Little, Brown, 2011), 123.
(91) Nicholas von Hoffman, "False Front in War on Cancer," *Chicago Tribune,* February 13, 1975.
(92) Donna Haraway, *Simians, Cyborgs, and Women* (New York: Routledge, 1991), 224. (『猿と女とサイボーグ』ダナ・ハラウェイ著、高橋さきの訳、青土社、2013/2017年)
(93) Susan Dominus, "Stephen King's Family Business," *New York Times,* July 31, 2013.
(94) Roland Benabou et al., "Incentives and Prosocial Behavior," *American Economic Review,* December 2006.
(95) J. Y. Huang et al., "Immunizing Against Prejudice: Effects of Disease Protection on Attitudes Toward Out-groups,"*Psychological Science,* December 22, 2011.
(96) Stephen J. Simpson and Pamela J. Hines, "Self-Discrimination, a Life and

Beth Rose (Chicago: University of Chicago Press, 2000), 52.
(74) Donna Haraway, *Simians, Cyborgs, and Women* (New York: Routledge, 1991), 7, 253. (『猿と女とサイボーグ』ダナ・ハラウェイ著、高橋さきの訳、青土社、2013/2017年)
(75) Steve Bradt, "Vaccine Vacuum," *Harvard Gazette*, July 29, 2010; Feng Fu et al., "Imitation Dynamics of Vaccination Behavior on Social Networks," *Proceedings of the Royal Society B*, January 2011.
(76) James Geary, *I Is an Other: The Secret Life of Metaphor and How It Shapes the Way We See the World* (New York: Harper, 2011), 127-29.
(77) George Orwell, "Politics and the English Language," *A Collection of Essays* (Orlando: Mariner Books, 1946, 1970), 167.
(78) Michael Willrich, *Pox: An American History* (New York: Penguin, 2011), 171.
(79) Anne-Marie Moulin, "Immunology Old and New: The Beginning and the End" in *Immunology 1930-1980*, ed. Pauline Mazumdar (Toronto: Wall & Thompson, 1989), 293-94.
(80) Michael Fitzpatrick, "Myths of Immunity: The Imperiled 'Immune System' Is a Metaphor for Human Vulnerability," *Spiked*, February 18, 2002.
(81) Emily Martin, *Flexible Bodies: Tracking Immunity in American Culture--from the Days of Polio to the Age of AIDS* (Boston: Beacon, 1994), 122. (『免疫複合――流動化する身体と社会』エミリー・マーチン著、菅靖彦訳、青土社、1996年)
(82) Emily Martin, *Flexible Bodies: Tracking Immunity in American Culture from the Days of Polio to the Age of AIDS* (Boston: Beacon, 1994), 235, 229. (『免疫複合――流動化する身体と社会』エミリー・マーチン著、菅靖彦訳、青土社、1996年)
(83) Barbara Loe Fisher, "Illinois Board of Health: Immunization Rules and Proposed Changes," testimony, nvic.org, March 26, 1998.
(84) Arthur Allen, "In Your Eye, Jenny McCarthy: A Special Court Rejects Autism-Vaccine Theories," *Slate*, February 12, 2009.

Choice," *Huff Post San Francisco, The Blog* (comments section), March 24, 2012, http://www.huffingtonpost.com/social/hp_blogger_Dr.%20Bob%20Sears/california-vaccination-bill_b_1355370_143503103.html.
(62) Robert Sears, "California Bill AB2109 Threatens Vaccine Freedom of Choice," *Huff Post San Francisco, The Blog* (comments section), March 25, 2012, http://www.huffingtonpost.com/social/hp_blogger_Dr.%20Bob%20Sears/california-vaccination-bill_b_1355370_143586737.html.
(63) Robert Sears, *The Vaccine Book: Making the Right Decision for Your Child* (New York: Little, Brown, 2011), 259, 225, 58, 77; Robert Sears, The Vaccine Book: Making the Right Decision for Your Child (New York: Little, Brown, 2007), 57.
(64) Paul Offit, *Autism's False Prophets* (New York: Columbia University Press, 2008), xvii.
(65) Amy Wallace, "An Epidemic of Fear: How Panicked Parents Skipping Shots Endangers Us All," *Wired*, October 19, 2009.
(66) Nadja Durbach, *Bodily Matters: The Anti-Vaccine Movement in England, 1853.1907* (Durham, NC: Duke University Press, 2005), 20.
(67) Donald McNeil, "Debating the Wisdom of 'Swine Flu Parties,' " *New York Times*, May 6, 2009.
(68) Nadja Durbach, *Bodily Matters: The Anti-Vaccine Movement in England, 1853.1907* (Durham, NC: Duke University Press, 2005), 171-97.
(69) Seth Mnookin, *The Panic Virus: A True Story of Medicine, Science, and Fear* (New York: Simon & Schuster, 2011), 27-29.
(70) Michael Willrich, *Pox: An American History* (New York: Penguin, 2011), 330-36.
(71) Arthur Allen, *Vaccine: The Controversial Story of Medicine's Greatest Lifesaver* (New York: Norton, 2007), 111.
(72) Robert Sears, *The Vaccine Book: Making the Right Decision for Your Child* (New York: Little, Brown, 2007), 220, 97.
(73) Elizabeth I:*Collected Works*, ed. Leah Marcus, Janel Mueller, and Mary

Containing Vaccines," *Pediatrics,* January 2013.
(51) Fiona Macrae, "The 'False' Pandemic: Drug Firms Cashed in on Scare over Swine Flu, Claims Euro Health Chief," dailymail.co.uk, January 17, 2010.
(52) Jonathan Lynn, "WHO to Review Its Handling of the H1N1 Flu Pandemic," Reuters, January 12, 2010.
(53) "Report of the Review Committee on the Functioning of the International Health Regulations (2005) in Relation to Pandemic (H1N1) 2009," World Health Organization, May 5, 2011.
(54) Franco Moretti, "The Dialectic of Fear," *New Left Review,* November 1982.
(55) F. S. Dawood et al., "Estimated Global Mortality Associated with the First 12 Months of 2009 Pandemic Influenza A H1N1 Virus Circulation: A Modelling Study," *Lancet Infectious Diseases,* June 26, 2012.
(56) Maryam Yahya, "Polio Vaccines.'No Thank You!': Barriers to Polio Eradication in Northern Nigeria," *African Affairs,* April 2007.
(57) Paul Offit, *Do You Believe in Magic? The Sense and Nonsense of Alternative Medicine* (New York: Harper, 2013), 249.(『代替医療の光と闇——魔法を信じるかい?』ポール・オフィット著、ナカイサヤカ訳、地人書館、2015年)
(58) Michael Merry, "Paternalism, Obesity, and Tolerable Levels of Risk," *Democracy & Education* 20, no. 1, 2012; John Lee, "Paternalistic, Me?" *Lancet Oncology,* January 2003; Barbara Peterson, "Maternalism as a Viable Alternative to the Risks Imposed by Paternalism. A Response to 'Paternalism, Obesity, and Tolerable Levels of Risk,' " *Democracy & Education* 20, no. 1, 2012; Mark Sagoff, "Trust Versus Paternalism," *American Journal of Bioethics,* May 2013.
(59) Seth Mnookin, *The Panic Virus: A True Story of Medicine, Science, and Fear* (New York: Simon & Schuster, 2011), 19.
(60) Seth Mnookin, "Bob Sears: Bald-Faced Liar, Devious Dissembler, or Both?" *The Panic Virus: Medicine, Science, and the Media* (blog), PLOS.org, March 26, 2012.
(61) Robert Sears, "California Bill AB2109 Threatens Vaccine Freedom of

(41) Jason Fagone, "Will This Doctor Hurt Your Baby?" *Philadelphia Magazine*, June 2009; Barbara Loe Fisher, "NVIC Says IOM Report Confirms Order for Mercury-Free Vaccines," nvic.org, October 1, 2001; Barbara Loe Fisher, "Thimerosal and Newborn Hepatitis B Vaccine," nvic.org, July 8, 1999.

(42) Margot Adler, "For the Love of Do-Good Vampires: A Bloody Book List," National Public Radio, February 18, 2010.

(43) Carl Zimmer, *A Planet of Viruses* (Chicago: University of Chicago Press, 2011), 85-87. (『ウイルス・プラネット』カール・ジンマー著、今西康子訳、飛鳥新社、2013年)

(44) Jane S. Smith, *Patenting the Sun: Polio and the Salk Vaccine* (New York: Morrow, 1990), 158-59.

(45) Maryam Yahya, "Polio Vaccines.' No Thank You!': Barriers to Polio Eradication in Northern Nigeria," *African Affairs*, April 2007.

(46) Jeffrey Kluger, "Polio and Politics," *Time*, January 14, 2013; Declan Walsh, "Taliban Block Vaccinations in Pakistan," *New York Times*, June 19, 2012; Maryn McKenna, "File under WTF: Did the CIA Fake a Vaccination Campaign?" Superbug: Wired Science Blogs, wired.com, July 13, 2011 (http://www.wired.com/wiredscience/2011/07/wtf-fake-vaccination/); Donald McNeil, "CIA Vaccine Ruse May Have Harmed the War on Polio," *New York Times*, July 10, 2012; Svea Closser, "WhyWe Must Provide Better Support for Pakistan's Female Frontline Health Workers," *PLOS Medicine*, October 2013; Aryn Baker, "Pakistani Polio Hits Syria, Proving No Country Is Safe Until All Are," Time.com, November 14, 2013.

(47) Seth Mnookin, *The Panic Virus: A True Story of Medicine, Science, and Fear* (New York: Simon & Schuster, 2011), 120-22.

(48) Walter Orenstein et al., "Global Vaccination Recommendations and Thimerosal," *Pediatrics*, January 2013.

(49) Louis Cooper et al., "Ban on Thimerosal in Draft Treaty on Mercury: Why the AAP's Position in 2012 Is So Important," *Pediatrics*, January 2013.

(50) Katherine King et al., "Global Justice and the Proposed Ban on Thimerosal-

(31) Thomas Kindt et al., *Kuby Immunology,* 6th ed. (New York: W. H. Freeman, 2007), 1-75.
(32) Ellen Clayton et al., "Adverse Effects of Vaccines: Evidence and Causality," Institute of Medicine, 2011.
(33) Barbara Ehrenreich and Deirdre English, *For Her Own Good: Two Centuries of the Experts'Advice to Women* (New York: Anchor Books, 1978, 2005), 37-75, 51.
(34) Tina Cassidy, *Birth: The Surprising History of How We Are Born* (New York: Grove, 2006), 27-41, 56-59.
(35) Janna Malamud Smith, "Mothers: Tired of Taking the Rap," *New York Times,* June 10, 1990.
(36) Andrew Wakefield et al., "Ileal-lymphoid-nodular Hyperplasia, Non-Specific Colitis, and Pervasive Developmental Disorder in Children," *Lancet,* February 28, 1998; Editors of the *Lancet,* "Retraction: Ileal Lymphoid Nodular Hyperplasia, Non-specific Colitis, and Pervasive Developmental Disorder in Children," *Lancet,* February 6, 2010; Brian Deer, "MMR-The Truth Behind the Crisis," *Sunday Times,* February 22, 2004; General Medical Council, "Fitness to Practise Panel Hearing," January 28, 2010; Cassandra Jardine, "Dangerous Maverick or Medical Martyr?" *Daily Telegraph,* January 29, 2010; Clare Dyer, "Wakefield Was Dishonest and Irresponsible over MMR Research, says GMC," *BMJ,* January 2010.
(37) Sarah Boseley, "Andrew Wakefield Struck Off Register by General Medical Council,"*Guardian,* May 24 2010.
(38) Peter Baldwin, "How Night Air Became Good Air: 1776-1930," *Environmental History,* July 2003.
(39) Emily Martin, *Flexible Bodies: Tracking Immunity in American Culture--from the Days of Polio to the Age of AIDS* (Boston: Beacon, 1994), 203.（『免疫複合——流動化する身体と社会』エミリー・マーチン著、菅靖彦訳、青土社、1996年）
(40) Florence Williams, "Toxic Breast Milk?" *New York Times,* January 9, 2005.

York: North Point Press, 1987), 17, 25-26.

(20) Jane S. Smith, *Patenting the Sun: Polio and the Salk Vaccine* (New York: Morrow, 1990), 221.

(21) Emily Martin, *Flexible Bodies: Tracking Immunity in American Culture--from the Days of Polio to the Age of AIDS* (Boston:Beacon, 1994), 107.（『免疫複合——流動化する身体と社会』エミリー・マーチン著、菅靖彦訳、青土社、1996年）

(22) Robert Zubrin, "The Truth about DDT and *Silent Spring,*" *New Atlantis,* September 27, 2012.

(23) Tina Rosenberg, "What the World Needs Now Is DDT," *New York Times,* April 11, 2004.

(24) "Disease Burden Links Ecology to Economic Growth," *Science Daily,* December 27, 2012.

(25) Nancy Koehn, "From Calm Leadership, Lasting Change," *New York Times,* October 27, 2012.

(26) Donna Haraway, *When Species Meet* (Minneapolis: University of Minnesota Press, 2008), 165.（『犬と人が出会うとき——異種協働のポリティクス』ダナ・ハラウェイ著、高橋さきの訳、青土社、2013年）

(27) Nicolau Barquet et al., "Smallpox: The Triumph over the Most Terrible of the Ministers of Death," *Annals of Internal Medicine,* October 15, 1997.

(28) Donald Hopkins, *The Greatest Killer: Smallpox in History* (Chicago: University of Chicago Press, 1983, 2002), 247-50; Arthur Allen, *Vaccine: The Controversial Story of Medicine's Greatest Lifesaver* (New York: Norton, 2007), 25-33, 46-49.

(29) Eli Sercarz et al., *The Semiotics of Cellular Communication in the Immune System* (Berlin: Springer-Verlag, 1988), v.viii, 25, 71.

(30) Emily Martin, *Flexible Bodies: Tracking Immunity in American Culture--from the Days of Polio to the Age of AIDS* (Boston: Beacon, 1994), 96, 75, 4.（『免疫複合——流動化する身体と社会』エミリー・マーチン著、菅靖彦訳、青土社、1996年）

Infections in the United States before Hepatitis B Immunization," *Pediatrics,* November 2001.
(8) Michael Willrich, *Pox: An American History* (New York: Penguin, 2011), 41, 5, 58.
(9) Nadja Durbach, *Bodily Matters: The Anti-Vaccine Movement in England, 1853-1907* (Durham, NC: Duke University Press, 2005), 83.
(10) P. J. Smith et al., "Children Who Have Received No Vaccines: Who Are They and Where Do They Live?" *Pediatrics,* July 2004.
(11) David Strachan, "Family Size, Infection, and Atopy: The First Decade of the Hygiene Hypothesis," *Thorax,* August 2000.
(12) Graham Rook, "A Darwinian View of the Hygiene or 'Old Friends' Hypothesis," *Microbe,* April 2012.
(13) Carl Zimmer, *A Planet of Viruses* (Chicago: University of Chicago Press, 2011), 47-52.（『ウイルス・プラネット』カール・ジンマー著、今西康子訳、飛鳥新社、2013年）
(14) Alliance for the Prudent Use of Antibiotics, "Triclosan," January 2011; Jia-Long Fang et al., "Occurrence, Efficacy, Metabolism, and Toxicity of Triclosan,"*Journal of Environmental Science and Health,* September 20, 2010.
(15) Ellen Clayton et al., "Adverse Effects of Vaccines: Evidence and Causality,"Institute of Medicine, August 25, 2011.
(16) Cass Sunstein, "The Laws of Fear," *Harvard Law Review,* February 2002（『恐怖の法則』キャス・サンスティーン著、角松生史／内野美穂訳、勁草書房、2015年）; Paul Slovic, "Perception of Risk," *Science,* April 1987.
(17) Eve Sedgwick, "Paranoid Reading and Reparative Reading, or, You're So Paranoid, You Probably Think This Essay Is About You," in *Touching Feeling: Affect, Pedagogy, Performativity* (Durham, NC: Duke University Press, 2003), 130-31.
(18) Paul Slovic, *The Perception of Risk* (London: Earthscan Publications, 2000), 310-11.
(19) Wendell Berry, "Getting Along with Nature," in *Home Economics* (New

参考文献・出典

［著者より］

免疫性について調べるにあたっては、数百の新聞記事、数えきれないほどの学術論文、数十冊の書籍、多くのブログ、いくつかの詩や小説、一冊の免疫学教科書、一握りの複写物、山のような雑誌の切り抜き、多くのエッセイを参照した。そのすべてを紹介するのは物理的に無理であるが、最も重要なものについては謝意を表しておきたい。以下に並べたリストは、本文中に明記しなかった出典ならびに大いに役立った情報やアイデアの出典である。

(1) "The Fear Factor,"Michael Specter, *New Yorker,* October 12, 2009.

(2) James Geary, *I Is an Other: The Secret Life of Metaphor and How It Shapes the Way We See the World* (New York: Harper, 2011), 155, 19, 100.

(3) Brian Brady, "Parents Block Plans to Vaccinate Nine-Year-Olds against Sex Virus," *Scotland on Sunday,* January 7, 2007.

(4) Nadja Durbach, *Bodily Matters: The Anti-Vaccine Movement in England, 1853-1907* (Durham, NC: Duke University Press, 2005), 132, 118, 138-39.

(5) Paul Fine, "Herd Immunity: History, Theory, Practice," *Epidemiologic Reviews,* July 1993; Paul Fine, "'Herd Immunity': A Rough Guide," *Clinical Infectious Diseases,* April 2011.

(6) Jennifer Margulis, "The Vaccine Debate," *Mothering,* July 2009.

(7) Paul Offit, *Deadly Choices* (New York: Basic Books, 2011), 64-67（『反ワクチン運動の真実：死に至る選択』ポール・オフィット著、ナカイサヤカ訳、地人書館、2018年）; Stanley Plotkin et al., *Vaccines,* 6th ed. (New York: Elsevier, 2012), 205-34; Gregory Armstrong et al., "Childhood Hepatitis B Virus

［著者紹介］

ユーラ・ビス（Eula Biss）

ノンフィクション作家、エッセイスト、批評家。既刊書に、『The Balloonists』および『Notes from No Man's Land』がある。後者は全米批評家協会賞を受賞。「ビリーバー」「ハーパーズ・マガジン」などにエッセイを寄稿。ノースウェスタン大学でライティングを指導する。イリノイ州シカゴ在住。

［訳者紹介］

矢野真千子（やの・まちこ）

おもな訳書に、『感染地図』『植物はそこまで知っている』『あなたの体は９割が細菌』『解剖医ジョン・ハンターの数奇な生涯』『イチョウ　奇跡の２億年史』『アートで見る医学の歴史』（いずれも河出書房新社）『迷惑な進化』『大腸菌』（いずれもNHK出版）など多数。

子《こ》どもができて考《かんが》えた、ワクチンと命《いのち》のこと。

2018年5月10日　第1刷発行

著　者 ―――― ユーラ・ビス
訳　者 ―――― 矢野真千子
発行者 ―――― 富澤凡子
発行所 ―――― 柏書房株式会社
東京都文京区本郷 2-15-13（〒 113-0033）
電話 (03)3830-1891（営業）　(03)3830-1894（編集）

ブックデザイン ―― 奥定泰之
印刷 ―――― 萩原印刷株式会社
製本 ―――― 株式会社ブックアート

ISBN978-4-7601-4983-4